* 추천의 글 *

내 삶의 불편함과 현실 생활의 개선을 원한다면 구글과 페이스북의 도움을 받으면 된다. 그리고 내 몸의 불편함을 건강하게 개선하고 싶다면 《사소한 건강 법칙》의 도움을 받길 바란다. 저자의 30여 년 의료경험을 토대로 집대성한 이 책은 코로나19 시대를 살아가고 있는 지금, 우리에게 꼭 필요한 코로나바이러스 백신과 같은 존재이자, 포스트 코로나 시대를 위한 완벽한 건강백서이다.

강희석((주)콘타이와꼬란타이 대표이사)

저자 김영철 원장님 특유의 따뜻한 인간애에 기초한 특별한 치유를 경험할 수 있는 '힐링 서적'으로, 우리 부부가 자신 있게 추천하는 책입니다. 팬데믹의 몸살을 앓고 있는 지금, 건강과 보건에 대한 명확한 지식을 원한다면 이 책이 바로 '해결서'가 될 것입니다.

강희주(법무법인 광장 변호사, 한국증권법학회 회장),
남유선(국민대 법과대학 교수, NH농협금융지주 이사)

명랑하고 다정한 청년의 마음으로 진료를 보는 그에게서는 항상 푸르름과 밝은 기운이 흘러 환자들에게 좋은 기운을 전달하리라 생각했다. 이 책은 환자를 위해서 늘 고민하는 그가 현장에서 경험한 다양한 치료 사례와 적극적인 연구 활동을 통해 얻은 치유 방법을 읽기 쉽도록 쓰여 있다. 또한 환자와 소통하며 생긴 여러 에피소드는 독자의 마음을 따뜻하고 평화롭게 인도할 것이다.

고중제(소설가)

《사소한 건강 법칙》은 단순히 의학 지식을 전달하는 건강 서적이 아닙니다. 우리 몸 어딘가가 불편한 순간 떠올릴 수 있는 책입니다. 또한 다소 어려운 의학 분야를 읽기 쉽게 써 읽는 내내 흥미진진했습니다. 평소 의학에 대해 알고 싶지만 어렵다고 생각해 주저했던 저와 같은 분들에게 이 책을 꼭 추천하고 싶습니다.

김진호(녹색전국연합 공동회장)

나는 내 건강을 항상 최우선으로 생각합니다. 하지만 막상 소중한 내 건강을 위해 무엇을 해야 할지는 잘 알지 못했는데, 이 책이 그 방법을 깨우쳐 주었습니다. 여러분도 저와 같이 사소하지만 중요한 건강의 법칙을 깨우쳐 보길 바랍니다.

김철((주)엘에스텍 대표이사)

《사소한 건강 법칙》은 주 5회 이상 운동하며 누구보다 건강한 삶을 유지한다고 자부하는 나에게 '아차!' 하는 깨우침을 주고 잘못된 지식을 바로 잡아준 유익한 책이었다. 실제 사례와 경험을 바탕으로 축적된 노하우를 나눠준 저자에게 감사를 전한다. 나처럼 건강한 삶을 꿈꾸는 이들에게 지금 놓치고 있는 것은 없는지 확인해볼 수 있는 이 책을 강력하게 추천한다.

김하나(월트디즈니코리아 법무팀장)

따뜻한 마음을 가진 보기 드문 명의 김영철 원장님의 이 저서는 세상에 떠도는 많은 의학 상식을 과학적 근거를 바탕으로 심도 있게 다뤄 정론화하면서도, 일반인들도 알기 쉽게 쓰여 있다. 정확한 의학 정보에 목말라 있던 비의료인의 요구에 부응하는 인간애가 녹아 있는 훌륭한 책이다.

변우석(코맥스 대표이사)

30년 경력의 의사 선생님이 우리를 건강하게 해 줄 책을 펴냈다. 이 책을 읽으면, 알면서도 무시했던 내 몸의 건강 신호를 확인하게 되고, 건강해지기 위해서 꼭 지켜야 할 생활 습관도 챙기게 된다. 판사로 재직하다가 이제 막 변호사로 첫발을 내디딘 추천인에게는 법전과 함께 항상 곁에 두고 읽을 가치가 충분하다. 코로나19로, 미세먼지로, 불균형한 음식 섭취로, 부족한 운동으로 건강을 소홀히 하였던 독자들에게도 안성맞춤의 책임이 틀림없다.

손주철(법무법인 엘케이비앤파트너스 대표변호사)

우리가 아는 것 같지만, 제대로 몰랐던 의학에 관한 기초 지식을 명료하고 간결하게 가르쳐 주는 건강 개론서다.

송규만(홍익대학교 건축도시대학 학장)

외과는 물론 내과까지 전천후 의료 기술과 지식을 가진 김영철 원장의 역작. 지나치기 쉬운 증상을 사례 중심으로 일반인도 스스로 쉽게 알 수 있도록 안내하고 있다. 또한 각 질병에 대해 실제 처방하는 약품명을 상세하게 소개하여 현재 환자들이 복용하고 있는 약제 또는 향후 복용하게 될 약제에 대해 자세히 알 수 있는 것이 큰 장점이다.

신응진(순천향대학교 부천병원장, 대한수련병원협회 회장)

사람들은 건강을 위해 꿀을 먹는다. 그러다 보니 꿀을 판매하는 나 역시 고객들을 위해 건강에 늘 관심이 높다. 김영철 원장님이 쓴 이 책은 그동안 보아 온 다른 책과 달리 사소한 사실에 주목하고 있다. 우리 생활 속에서 사소해서 놓치기 쉽거나 사소해서 무시하기 쉬운 그런 건강 이야기다. 여러분도 저자의 말에 귀 기울여 보길 바란다. 그러면 사소하지만 사소하지 않은 꿀 같은 건강 이야기를 들을 수 있을 것이다.

안상규(안상규벌꿀 대표)

8,000m 정상에 올랐다는 기쁨과 자만심에 방심하면 하산 중 위험에 빠진다. 베이스캠프가 있는 곳까지 긴장을 늦추지 말고 평상심을 유지하며 안전하게 하산해야 한다. 우리의 인생도 베이스캠프에 다다를 때까지 긴장을 놓으면 안 된다. 이 책은 우리가 인생길을 걷는 중에 건강의 소중함을 잊지 않도록 일깨워주는 아주 좋은 건강 지침서다.

엄홍길(산악인)

떠도는 건강 상식이 넘쳐나는 세상에 정확한 의학 지식을 바탕으로 재미있게 풀어쓴 건강서다. 저자가 30여 년간 진료하면서 경험한 사례와 진료 노하우를 담은 이 책을 읽다 보면 마치 내 서재에 주치의를 모셔놓고 이야기를 듣는 느낌이다.

오장섭((전)건설교통부 장관)

지난 30여 년간 환자를 섬기는 마음으로 의술을 펼치신 김영철 원장님. 이 책에서도 독자를 섬기는 마음으로 일반인에게는 생소한 의학 지식을 여러 사례와 함께 쉽게 설명해주셨다. 2021년 코로나를 극복하고 건강한 삶을 원한다면 이 책을 꼭 읽기를 추천한다.

이대희((전)쿠첸 대표이사)

《사소한 건강 법칙》은 우리에게 인간의 질병과 고통을 치유하는 데 필요한 지식을 전하는 고귀한 책입니다.

임동영(녹색전국연합 회장)

인류를 위협하는 감염병으로 인해 보건 위기를 겪고 있는 현재 뉴노멀(New Normal)의 핵심인 '건강'. 이제 건강은 과거 의식주 해결과 같이 개인의 영역으로 치부되던 것에서 우리 모두가 공존하기 위한 인류 공동체의 최우선 과제가 되었습니다. 이런 때에 오랜 기간 의료현장에서 인술을 펼친 의사가 본인이 체험한 다양하고 생생한 경험을 바탕으로 알게 된 올바른 건강 지식을 집대성한 것이 《사소한 건강 법칙》입니다. 누구나 이 책을 읽고 그 안의 내용을 실천하여 건강 인격을 완성한다면, 현재의 코로나바이러스감염증(COVID-19) 위기를 슬기롭게 이겨낼 수 있을 뿐 아니라 무병장수의 희망에 한 걸음 더 다가설 수 있을 것입니다.

정성윤(법조인)

법률가로서 법률문제에 관한 질문을 받았을 때 이해하기 쉽게 설명하려고 늘 노력하지만, 너무 어렵다는 말을 자주 듣는다. 병원에서 진료를 받고 의사의 설명을 들을 때 이해되는 것 같으면서도 뒷맛은 개운치 않은 것이 이와 같은 이치일 것이다. 전문 지식을 쉽게 풀어 전달한다는 것이 참 어려운 일이다. 그런데 이 책은 다르다. 저자가 수많은 환자를 진료하고 그들에게 설명한 경험 덕분인지 아주 쉽게 의학 지식이 이해된다. 병원 진료 후 알 듯 모를 듯 개운하지 않았다면 이 책을 읽어 보길 바란다. 동치미를 마신 듯 개운함을 느낄 수 있을 것이다.

정종화(법조인)

현대인들은 몸에서 이상 증상이 느껴지면 일단 녹색 창에 증상을 입력한다. 하지만 검색된 내용은 원론적이고 어려운 정보 혹은 홍보를 위한 엉터리 정보들이다. 무엇을 믿어야 할지 그래서 내가 어디가 아픈 것인지 인터넷 검색만으로는 알아내기 힘들다. 이럴 때 《사소한 건강 법칙》을 읽어 볼 것을 추천한다. 이 책은 누구나 한 번쯤은 겪지만, 그냥 지나친 사소한 건강 신호를 정확한 건강 지식을 바탕으로 소개한다. 나와 내 가족의 건강을 지키고 싶다면 검색창에 증상을 적는 대신 이 책을 읽어 보길 바란다.

조성수(SBS 교양제작본부 PD)

아픈 사람은 무시하고
건강한 사람은 따르는

사소한
건강 법칙

사소한 건강 법칙

초판 1쇄 발행 2021년 4월 27일
초판 4쇄 발행 2022년 4월 10일

지은이 김영철

펴낸이 김남전
편집장 유다형 | 디자인 Moon-C design
마케팅 정상원 한웅 정용민 김건우 | 경영관리 임종열 김다운

펴낸곳 ㈜가나문화콘텐츠 | 출판 등록 2002년 2월 15일 제10-2308호
주소 경기도 고양시 덕양구 호원길 3-2
전화 02-717-5494(편집부) 02-332-7755(관리부) | 팩스 02-324-9944
홈페이지 ganapub.com | 포스트 post.naver.com/ganapub1
페이스북 facebook.com/ganapub1 | 인스타그램 instagram.com/ganapub1

ISBN 978-89-5736-218-1 03510

가나출판사는 당신의 소중한 투고 원고를 기다립니다. 책 출간에 대한 기획이나 원고가 있으신
분은 이메일 ganapub1@naver.com으로 보내주세요.

아픈 사람은 무시하고
건강한 사람은 따르는

?!
사소한
건강 법칙

김영철 지음

가나

당신이 놓치는 사소한 건강의 법칙

건강한 사람과 그렇지 않은 사람의 가장 큰 차이는 무엇일까. 의료 현장에서 20여 년간 진료해보니 그 차이를 알 것도 같다. 철저한 개인의 건강 관리가 바로 그것이다. 자신의 건강에 스스로 관심을 갖는다면 대부분은 건강한 삶을 살 수 있다.

코로나19 바이러스가 창궐한 지 1년을 넘은 요즘, '4차 대유행'으로 전 세계가 또다시 혼란을 겪고 있다. 많은 사람이 가까운 지인과의 만남을 단절하고 아이들은 전시 상황에도 다녔다는 학교에 못 가고 있다. 상황이 이렇다 보니 취약층인 요양시설에 있는 어르

신들은 흐릿해진 기억력 때문에 코로나 때문이 아닌, 자녀가 자신을 버렸다고 오해를 하고 있다는 기사도 보았다. 자녀는 자녀대로 오랫동안 부모를 만나지 못해 애달파 하고 있는데도 말이다.

코로나19 바이러스를 포함한 모든 바이러스는 사람과 동물과 같은 살아 있는 생물의 몸을 숙주로 삼아 들어와 증식하고 병을 일으키며 또 전염을 시키게 된다. 공기 중 혹은 물건 등에 묻은 바이러스는 스스로 생존할 수 없기 때문에 사람과 접촉하지 않으면 자연스럽게 사멸하게 된다. 그래서 마스크 쓰기, 2주간 격리와 같은 통제가 진행되는 것이다. 그런데도 지금처럼 바이러스가 번져 나가는 것은 일부 사람들의 통제 밖의 행동 때문이다.

지금의 비정상적인 일상에서 벗어나기 위해서 지금 우리가 할 수 있는 것은 바이러스 전파를 차단하는 마스크 쓰기와 손 씻기이다. 이는 전 세계 모든 국가에서 자국민에게 강력하게 권하고 있다. 우리나라의 경우 미세먼지뿐 아니라 과거 메르스 유행 때의 방역 경험과 학습 효과로 마스크 착용의 필요성을 거부감 없이 받아들이는 선진 국민 의식을 보여주고 있다. 하지만 문화적 차이로 마스크를 착용하는 것 자체를 쉽게 받아들이지 못하는 국가들도 있다. 사실 마스크 착용은 문화적 문제가 아니라 과학적, 의학적 문제인데 이를 이해하지 못한다는 사실이 의사로서 매우 안타깝다.

수련의 초기, 수술실에 들어가기 전 가장 먼저 하는 기본적인 일이 수술용 마스크를 착용하는 것과 손 씻기였다. 별것 아닌 이것에 익숙지 못해 제대로 하지 못하면, 위 연차 선배의 불호령이 떨어졌다. 당시는 왜 그렇게까지 소독약으로 손을 여러 번 닦아야 하는지 그 중요성을 몰랐다. 하지만 수술을 하면서 수술 중에 혹시나 생길 수 있는 오염을 예방하기 위한 가장 기본적인 준비 과정임을 깨닫게 되었다. 이 깨달음을 나 또한 아래 연차 수련의들에게 똑같은 내리사랑으로 실천한 경험이 있다.

　개인의 잘못된 인식, 생활 습관, 식이 섭취와 같은 아주 사소한 잘못은 바이러스에 의한 질환뿐만 아니라 모든 인류가 앓고 있는 병의 이유가 된다. 이는 20여 년간 진료 현장에서의 경험을 토대로 자신 있게 말할 수 있게 되었다. 어찌 보면 사소한 방법이 많은 이들의 목숨을 구하고 삶의 질을 높이는 것을 수없이 보았다.
　분명 현재는 과거보다 의료 지식을 손쉽게 얻을 수 있는(물론 그만큼 잘못된 지식도 많지만) 세상이다. 그럼에도 자신의 생명을 구할 수 있는 사소한 법칙을 알지 못해 많은 사람이 질병으로 고생하고 심하게는 생명을 잃는 것을 보았다. 때문에 나의 생각을 공유하고 소개하고 싶은 생각이 들었다. 이것이 바로 이 책을 쓴 원동력이다.

이 책은 이웃의 건강이 나의 건강이 될 수 있다는 마음으로 환자들과 울고 웃으며 같이 고민하던 여러 질병에 대한 진료실 이야기를 사례를 중심으로 읽기 편하게 소개하려고 노력하였다.

마지막으로 진료만 보던 나에게 집필에 대한 영감을 주고 응원과 격려를 해 준 아내와 가족들에게 감사의 말을 전한다.

따스한 햇살이 느껴지는 서재에서

김영철

제 3장/ 건강하고 싶다면 지켜야 할 사소한 건강 습관

제 1장

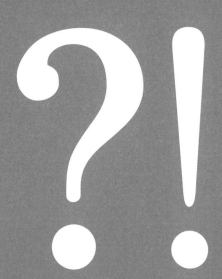

아픈 사람이 무시하는
사소한 건강 신호

두통은
병이다

세상을 살아가면서 골치 아픈 일이 한둘이 아니다. 사소하게는 거울을 보며 느껴지는 어제와 다른 나의 상태, 아무리 이야기를 해봐도 좁혀지지 않는 이견, 어떻게 하면 돈을 벌 수 있을지 고민 등을 생각하다 보면 입에서는 절로 "아이고, 머리야."가 튀어나온다.

두통은 흔하게 겪는 만큼 자가 증상 완화법도 가지각색이다. 전통적으로는 머리에 끈을 빙 둘러 조여 묶는 것이 있고 관자놀이나 눈썹의 앞부분을 주먹으로 살살 마사지하는 방법도 있다. 숨을 깊게 들이마시며 호흡을 고르거나 좋아하는 노래를 큰 소리로 불러

제끼기도 한다. 이도 저도 안 되면 약상자를 열어 두통약 몇 알을 털어 넣기도 한다.

평생 두통 한번 겪어보지 않은 사람을 찾기도 쉽지 않으며, 두통 정도로 병원에 가볼 생각도 쉽게 하지 않는다. 두통으로 병원에 방문할 정도면 참을 수 없을 정도의 통증으로 고개를 들기도 힘들거나, 며칠째 잠을 자지 못하는 정도는 되어야 한다.

의학적으로 두통은 전두부, 측두부, 후두부, 뒷목 등에 발생하는 모든 통증을 말한다. 두통을 나누는 기준은 원인으로 일차성 두통과 이차성 두통이 있다. 일차성 두통은 대부분 별다른 후유증을 일으키지 않으며, 편두통(Migraine), 긴장성 두통(Tension headache), 군발두통(Cluster headache) 등이 여기에 속한다. 그에 반해 이차성 두통은 측두동맥염(Temporal arteritis), 근막동통증후군(Myofascial pain syndrome) 등에 의해 흔히 발생하며 뇌종양, 뇌출혈, 뇌(수막)염과 같은 심각한 원인에 의해서도 생길 수 있다.

편두통 Migraine

많은 사람이 머리의 한쪽 부분에 국한된 통증을 편두통으로 알고 있다. 하지만 편두통의 60%만이 한쪽에서 나타날 뿐 많은 경우 양쪽으로도 발생한다. 비율은 여성이 남성보다 3배 정도 많이 발생

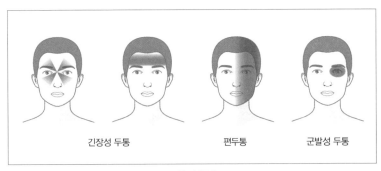

긴장성 두통   편두통   군발성 두통

두통의 형태

하고 보통 10대부터 증상이 나타나며 40~50대에 가장 많이 발생한다. 전 인구의 10% 정도가 편두통을 경험할 정도로 흔한 증상이지만 대부분은 정확한 진단을 받기보다는 스스로 복합두통약 등을 투약하고 남용하는 경향이 있다.

편두통의 원인은 아직 정확히 밝혀지지 않고 있지만 뇌신경과 뇌혈관의 기능 이상에 의해 발생하는 것으로 알려져 있다. 또한, 스트레스, 수면장애, 금식, 카페인 함유 음식 섭취, 알코올 섭취 등이 증상을 악화시킨다고 알려져 있다.

증상은 혈관의 박동에 따라 욱신욱신, 지끈지끈하는 형태의 두통으로 나타나며 안구통과 오심 구토 등의 증상을 동반하기도 한다. 일부에서는 두통이 발생하기 전 시야의 흐림이나 반짝거림, 아지랑이 모양 등의 형태로 전조(Aura)증상을 보이는 예도 있다. 이러한 전조증상의 유무는 편두통을 분류하는 기준이 된다.

하루는 진료실에 30대 여성 환자가 찾아왔다. 며칠째 극심한 두통으로 잠을 제대로 자지 못하고 있다고 호소했다.

"3일 전부터 머리 뒤쪽이 깨질 듯 아파요."

혈압과 맥박 등은 정상이었다. 진찰 소견상 감기 등의 호흡기 증상은 없었으나 입안을 살펴보니 목에 염증이 약간 있었다. 목의 염증과 두통은 연관이 없어 보여서 편두통에 대한 약을 처방하였고 증상이 많이 개선되었다.

위의 사례는 전형적인 편두통이다. 두통이라는 것이 실제 뇌나 머리 쪽에 이상이 있는 경우가 아닐 수 있다. 요즘처럼 컴퓨터, 스마트폰 등 전자기기를 많이 보는 경우 안구건조증이 오기 쉬운데 이 안구건조증 역시 눈의 불편감뿐 아니라 두통을 유발하곤 한다.

두통은 흔한 병증이기는 하지만 일상생활에 지장을 줄 정도의 격심한 두통이 4시간에서 3일간 지속하면 반드시 신경과, 신경외과 의사에게 상담하고, 정확한 진단 후에 예방적 약물요법 등을 비롯한 적절한 치료를 받는 것이 중요하다.

두통의 치료제는 아스피린, 타이레놀(Acetaminophen), 비스테로이드성 소염진통제(NSAIDs)가 일반적으로 사용된다. 과거 에르고타민이라는 약물이 편두통의 치료제로 60여 년간 사용되었으나 지금은 트립탄계의 약제로 대체되었다. 이 약제는 세로토닌 수용체에 선택적으로 작용하여 초기 급성기 증상의 개선에 뛰어난 효과를 보여 가장 많이 사용되고 있다. 그러나 트립탄은 심혈관계 질환을 앓고 있는 환자에게는 제한적으로 사용해야 한다.

두통이 자주 발생하거나 심한 경우는 예방적으로 약물치료를 하면 진통제의 오남용을 막고, 두통의 빈도와 강도를 줄여줄 수 있다.

긴장성 두통 Tension headache

면접 시험장 앞 사람들을 살펴보자. 오랫동안 준비한 자신의 장점과 강점을 짧은 시간에 최대한 매력적으로 보이기 위해 모든 신경을 곤두세우고 있다. 손을 탈탈 털며 중얼중얼 자기소개를 읊어보는 사람, 한적한 장소에서 "아! 아!" 하며 목소리를 다듬으며 목을 한 바퀴 돌려 푸는 사람, 이런저런 분위기에 눌려 어깨와 목을 잔뜩 움츠린 채 땀에 젖은 손으로 준비한 종이를 쥐고 보는 사람 등 각양각색이다.

우리 몸은 수많은 신경과 근육으로 아주 정교하게 이뤄져 있다.

이런 신경과 근육은 우리가 긴장하는 상황에 놓이면 평소와 조금 다른 움직임을 보인다. 손바닥에서 땀이 나기도 하고, 신경이 예민해져서 작은 소리도 크게 들린다. 또 근육은 수축하여 특히, 어깨와 목이 움츠러들게 된다. 이런 일련의 움직임은 곧 두통을 유발한다.

의학적으로 긴장성 두통은 두개골 주변의 근육이 스트레스, 우울증, 운동 부족, 바르지 않은 자세 등으로 긴장 수축하여 주로 목이나 후두부 쪽에 양측으로 발생하는 두통이다. 편두통과 비교하여 비박동성이고 경도에서 중등도의 통증을 보이고 아침에 개선되었다가 저녁에 보통 악화되는 것으로 알려져 있다.

긴장성 두통은 빛이나 소리 같은 주변 환경이나 걷기 등의 신체 활동에 의해 악화되지는 않는다. 구역, 구토를 동반하지 않고 두통 있는 부위를 손으로 누르면 압통이 느껴지기도 한다. 주로 사회생활을 왕성하게 하는 20~40대에서 많이 발생하는 것으로 보아 스트레스가 주요 원인임을 알 수 있다. 나이가 들수록 점차 감소하는 것으로 알려져 있다.

내 앞에 앉아 있는 청년은 자고 일어나면 잠시 괜찮다가 오후가 되면 두통이 극심하고 오른쪽으로 목을 돌리기 어렵다고 했다.

"평소보다 중량을 늘려서 벤치 프레스[1]를 했는데 그게 문제였을까요?"

이 청년은 아마 잘못된 자세로 운동을 한 모양이었다. 이처럼 잘못된 자세로 목과 어깨에 지나치게 힘을 주며 운동을 한 후에 긴장성 두통이 나타날 수 있다. 이런 경우 뜨거운 물로 목욕을 하고, 스트레칭을 하는 등 근육을 이완시키는 것만으로도 증세가 많이 완화되지만 심할 때는 소염제 등을 처방하기도 한다.

두통의 일반적인 치료는 진통제에 잘 반응하므로 빈도가 자주 발생하지 않는 두통은 예방적인 치료가 필요하지 않다. 반대의 경우엔 항우울제 등을 사용하여 예방적인 치료를 하기도 한다. 아울러 스트레스와 수면을 개선하고 적절한 운동과 근육을 이완시키는 마사지 등이 도움이 될 수 있다.

군발성 두통 Cluster headache

발작성 야간 두통이라고도 하는 군발(성) 두통은 한쪽 눈 주위와 관자놀이에 격렬한 찌르는 듯한 통증이다. 주로 야간에 발생하며

---

1) 긴 의자에 누워 역기의 무게를 늘리며 역기를 들어올리는 운동

보통 1시간 정도 지속한다. 아픈 부위에 눈물, 콧물, 코막힘, 발한 등의 자율신경계 증상이 동반되는 특징이 있다. 증상이 발생하는 군발기에는 일정한 시간에 주기적으로 나타나고 수개월 이상 증상이 없이 지내는 소실 기간이 대부분의 환자에게 있는데 10% 정도에게는 만성 경과를 보이며 소실 기간이 없는 경우도 있다.

대부분의 두통이 여성에게 많지만 군발 두통은 남자에게 5배 이상 많이 발생하며 20~40대의 연령층에게 자주 발생하고 노령층에게는 빈도가 줄어드는 특징이 있다. 유병률은 0.01%로 다른 두통에 비해 드물다.

알코올, 흡연 등이 증상을 악화시킬 수 있으며 격심한 증상을 보이지만 후유 장애는 없다. 치료는 금주, 금연이 기본이며 급성기에 편두통 치료제인 트립탄을 피하 주사하거나 100% 산소 공급이 도움이 된다. 예방 목적으로 스테로이드나 칼슘차단제가 이용되기도 한다.

두통은 삶의 질을 저하시켜 일상생활에 많은 지장을 주는 것이 사실이지만 대부분의 일차성 두통은 후유증과 합병증 등을 동반하지 않아 그나마 다행이라 할 수 있다. 두통 발생시 정확한 진단 없이 무분별하게 복용하는 두통약은 차후에 내성이 발생하여 치료를 어렵게하는 문제점이 있을 수 있으니 초기 진단시 전문가와의 상담이 필요하다. 평소와 다른 형태의 심한 두통, 의식 소실, 편마비 등을 동반하는 경우, 고령에 갑자기 발생하는 두통은 이차성 두통일 가능성이 있다. 이럴 때는 MRI 같은 정밀 검사가 반드시 필요하다는 것을 명심해야 한다.

이차성 두통

하루는 초등학생 여자아이가 진료실로 들어왔다. 4학년이었다.

"1학기 때부터 머리가 아프기 시작했는데, 방학이 지나고 2학기인데도 여전히 아파요."

"아픈 정도가 늘 같았니?"

"아니요. 점점 더 아파지고 있어요."

아이의 보호자는 얼마 전에는 속이 울렁거린다며 구토까지 했다고 했다. 6개월 이상 지속된 통증과 구토 증상. 흔한 일이 아니었다. 뇌종양이 의심되었다.

"일단 뇌 전산화단층 촬영을 하시죠."

검사 결과, 역시나 뇌종양이었다. 11살밖에 안 된 어린아이와 외동딸의 손을 꼭 잡고 초조하게 서 있는 보호자에게 어떻게 설명해야 할지 난감했다. 하지만 시간이 없었다.

"뇌종양입니다. 상급 병원에서 수술을 받도록 진료의뢰서를 써

드릴 테니 지금 바로 가보세요."

이후 아이가 어찌 되었는지 알지 못한다. 그저 너무 늦지 않았기를, 수술을 받아 완쾌했기를 바랄 뿐이다.

이처럼 이차성 두통은 다른 뇌실질이나 혈관에 병변이 생겨 2차로 발생하는 두통이다. 드물지만 두통이라는 것이 심각한 이차성 두통일 수 있으니 무조건 두통약을 먹으며 가벼이 넘겨서는 안 된다. 통증의 정도가 점점 더 심해진다거나 그 기간이 2주 이상 지속된다면 꼭 내원할 것을 권한다. 특히 구토, 시야 결손 등을 동반하는 두통은 자세한 검사가 필요할 수 있다.

담은 파스로
풀리지 않는다

"무거운 것을 들은 것도 아니었어요. 그냥 뒤에서 아이가 부르길 래 대답하며 몸을 고개를 돌리는데 악, 소리가 절로 나게 아프더라 고요."

고개를 살짝만 옆으로 돌려도 극심한 통증이 느껴진다며 찾아 온 40대 여성 환자였다. 무리한 행동을 한 것이 전혀 없는데도 갑 작스러운 통증에 억울해하기까지 했다.

"처음에는 파스를 붙이고 상비약으로 둔 진통제를 먹었어요. 그 런데 일주일이 지나도 아픈 게 가라앉질 않고 오히려 다른 부위까지 아프더라고요."

증세를 이야기하면서도 몇 번이나 인상을 찌푸리며 괴로워하는 환자의 몸에서는 파스 냄새가 진동했다.

"그냥 담에 걸린 것이 아닌 것 같아 병원에 오려고 옷을 갈아입는 데도 시간이 얼마나 오래 걸렸는지 몰라요. 또 차 안에서는 차가 정차하려고 멈추기만 해도 눈물이 찔끔 나오게 아팠어요. 저 무슨 심각한 목디스크 같은 거 아닐까요?"

환자는 목을 제대로 가눌 수 없어 일상생활이 너무 불편한 상태였다. 또 통증의 정도가 심각하다 보니 떠올린 것이 디스크였다. 환자는 디스크면 수술을 해야 하는 것이 아니냐며, 자신이 지금 수술을 할 수 있는 상황이 아니라고 한숨까지 쉬며 걱정을 했다.

"근막동통이네요. 수술은 필요 없습니다."

"네? 역시 담에 걸린 게 아니었군요. 그건 무슨 병인가요? 오래 치료를 받아야 하나요?"

"그거에요. 담. 담에 걸린 게 맞습니다."

앞서 소개한 환자처럼 우리는 생활하면서 목과 어깨, 허리 주변에 갑작스런 통증 발생으로 고생한 경험이 있을 것이다. 그리고 이차적으로 병변 주변의 근육을 움직이면 통증으로 움직임에 제약을 받기도 한다. 이것은 '담이 들었다'라는 표현을 쓰는 근막동통 증후군이다.

보통 잘못된 자세나 스트레스로 근육이 긴장하고 혈액 순환에 장애가 발생하면 염증 물질들이 축적된다. 이렇게 되면 근육세포 내에 칼슘 농도가 조절되지 않아 병변이 발생한다.

통증 발생 부위가 목이나 어깨 주변이면 경추디스크 혹은 어깨 관절 병변으로 오인할 수 있다. 그러나 뼈에 이상이 있는 것이 아니라 근육에 이상이 있는 것으로 그 원인이 전혀 다르고 치료법 또한 다르다.

심각한 통증을 호소하는 경우 정확한 원인 파악을 위해 MRI 등 영상 검사와 신경학적 검사를 한다. 이러한 검사에서 모두 정상임에도 환자가 통증을 호소한다면 아픈 근육 주변을 촉진한다. 그러면 통증 부위를 따라 딱딱한 띠가 만져지는데 이를 근육띠(Tout band)라 한다. 이것은 활동성 유발점(Trigger point)과 함께 근막동통증후군을 진단하는 중요한 척도이자 동시에 치료의 중심이라 할 수 있다.

이 질환은 주로 목, 어깨 주변에서 발생하나 팔꿈치 주위, 엉덩이 주변, 무릎 주변 등 근육이 있다면 어느 부위라도 발생할 수 있다. 잘못된 자극이 근육 일부분을 장시간 수축시키고, 수축된 근육에 대사산물 등이 축적되어 혈관을 누르게 된다. 그 결과 혈류를 감소시키고 근육 손상까지 연결되는 것이다.

근막동통증후군은 개인 컴퓨터와 휴대폰이 생활에 밀착된 현대인들에게 자주 발생한다. 당장 오늘 하루를 돌아보면 잔뜩 어깨를 올리고 혹은 목이 앞으로 쑥 뺀 잘못된 자세로 있었던 시간을 쉽게 떠올릴 수 있을 것이다.

증상이 나타나는 초기에는 휴식, 마사지, 온열치료, 스트레칭 등의 보존적인 치료로 완화시킬 수 있다. 그러나 심할 때는 활동성 유발점에 주사를 삽입하는 압통점 주사 방법이 있다. 이는 물리적, 화학적으로 유발점을 파괴하는 비교적 침습적 치료[2](Invasive treatment)방법이라 할 수 있다. 압통점 주사는 실제 가장 효과적이며 과학적인 근거가 있는 치료 방법으로 인정받고 있다.

압통점 주사를 놓을 때 통증 유발점에 정확히 삽입되면 국소 부위의 격렬한 경련(Fasciculation or muscle twitch)현상이 발생하는데, 이러한 반응이 있는 경우 우수한 치료 결과로 이어진다.

진료 현장에서 근막동통증후군 환자를 목과 허리에 디스크나 협착증 등의 신경 병변으로 오인해 MRI, 신경학적 검사를 하고 신

---

2) 주사액을 의료장비를 이용하여 조직 내로 직접 투입하는 치료

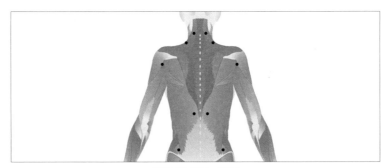

근막동통 통증 유발점

경차단술 등의 다양한 치료를 진행하는 경우가 있다. 이런 경우 불행하게도 실제 병증과 상관없는 치료로 통증은 줄어들지 않고 많은 비용만 지불하게 된다.

근막동통증후군을 신경 병변으로 오진한 가장 유명한 일화는 미국 대통령 존 F. 케네디의 사례다. 허리 통증을 호소하는 케네디 대통령에게 당시 주치의는 추간판 헤르니아라는 병명을 선고하고 수술까지 진행했다. 추간판 헤르니아는 허리뼈의 4, 5번 척추 원반 부위에 주로 생기며 수핵이 튀어나와 신경을 눌러 요통과 다리 저림 증세를 유발한다. 쉽게 말해 우리가 흔히 아는 디스크 증세를 보인다. 수술까지 마친 케네디는 안타깝게도 증세가 개선되지 않았다. 그러자 이번에는 척추를 고정하는 수술을 진행하였다. 두 번의 큰 수술을 진행했으나 증세가 전혀 호전되지 않자 주치의는 다시 한번 정밀 검사 및 진단을 실시했다. 그리고 내린 최종 진단명이 근막동통증후군이었다. 그리하여 앞서 소개한 압통점 주사로 치료하자 증상이 크게 개선되었다고 한다.

실제로 필자 역시 다양한 치료에도 증세가 호전되지 않았다는 환자의 병력을 자세히 듣고 이학적인 검사와 진찰을 통해 근막동통증후군으로 진단하고 통증유발점 주사로 치료하여 여러 차례 좋은 결과를 얻은 경험이 있다.

근막동통증후군은 통증 유발점을 만지면 환자가 아파하고 딱딱한 띠나 작은 결절과 같은 것이 느껴진다. 이것이 아픈 근육을 원래 길이만큼 늘어나지 못하게 만들어 근육을 약하게 만드는 원인을 제공한다. 이 질환은 진료 현장에서 비교적 흔하게 접하지만 정확한 진단 기준이 정립되어 있지 않고 다른 질환을 감별한 후에 진단되는 경향이 있다. 그러나 단순히 '담에 걸렸다'라고 표현하며 파스 등을 붙이는 것으로 초기 증상을 넘기게 되면 심각한 고질병이 될 수 있다. 그러므로 목, 어깨 주변에 통증이 발생했는데, 잘 낫지 않으면 병원을 방문하여 조기에 적극적으로 치료를 받고 재발 방지 등에 대한 교육을 받을 필요가 있다.

다시 한번 강조하지만 근막동통증후군은 대부분 잘못된 자세와 생활 습관, 과도한 근육 사용 등으로 발생한다. 많은 환자가 급성으로 과도한 근육을 사용했을 때 발생할 것으로 생각하지만, 잘못된 자세와 생활 습관이 누적되어 처음 소개한 환자처럼 자신이 생각하는 결정적 원인 없이도 발생할 수 있다.

미리 알면 얼마든지 예방할 수 있고 특히 초기에는 가벼운 마사지, 온열 치료와 스트레칭만으로 호전될 수 있는 질환이다. 시간이 지나면 낫겠지 하는 안일한 생각으로 파스만 붙이고 방치하면 치료가 장기화되고 해당 질병으로 인한 2차, 3차 근육통과 근육이 약해지는 상황을 초래할 수 있음을 명심하기를 바란다.

요통이 모두
디스크는 아니다

한참을 쪼그리고 앉아 일하던 할머니가 허리를 퉁퉁 두드리며 습관처럼 내뱉는다.

"아이고, 허리야."

할머니, 어머니 등 나이 지긋한 주변 분들을 떠올리면 자연스럽게 떠오르는 통증 '요통'. 허리가 아픈 증세인 요통은 과거 나이가 많은 사람들에게 주로 발생했다. 하지만 현대로 오면서 젊은 사람들에게도 고질적으로 발병하고 있다.

요통은 독립된 질병이 아니다. 다양한 원인으로 인해 허리 부위에 나타나는 통증을 일컫는다. 거의 모든 사람이 평생 살면서 그 원인에 따라 짧게는 수일에서 길게는 수년에 이르기까지 한두 번은 경험해보는 흔한 통증이다.

일단 요통이 발생하면 그 원인에 상관없이 가벼운 일상생활마저도 많은 지장을 초래한다. 그래서 요통을 호소하는 환자가 내원하면 가능한 한 빨리 증상을 개선해 주는 것이 의사로서는 가장 중요한 과제다.

요통의 원인은 여러 가지가 있다. 가장 흔한 것은 근육, 힘줄의 염좌와 섬유근통증후군으로 인한 기계적인 문제다. 그 외에 추간판탈출증, 퇴행성 변화에 의한 척추(관)협착증, 신체 활동과 운동

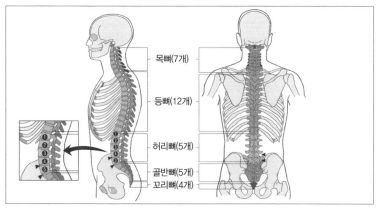

목뼈(7개)
등뼈(12개)
허리뼈(5개)
골반뼈(5개)
꼬리뼈(4개)

요통의 주원인인 척추협착증은 요추 4번, 5번 사이가 눌리며 발생한다.

부족 등으로 인한 허리 근육의 약화, 관절 이상, 골다공증, 골절, 전이성암과 같은 뼈 질환 등을 꼽을 수 있다. 드물게 감염이나 척수(추)종양 등에 의해서도 발생한다.

가장 흔한 요통 원인인 기계적인 문제의 경우는 무리한 운동이나 육체 활동을 제한하고 안정가료, 근이완제 등의 약물치료와 함께 이학요법(Physical therapy, 물리치료)을 적절히 처방하면 수일 내에 약 90%가량은 좋아진다.

요통의 경우 근막동통증후군인 경우가 의외로 많은데, 통증으로만 병세를 판단하고 다른 질환으로 오인하여 병원을 찾는 경우가 많다. 이런 경우는 물리치료와 침습적인 주사요법을 시행하는 것으로 큰 호전을 볼 수 있다.

요통을 일으키는 질병 중 가장 심각한 질환은 요추추간판 탈출증(요추디스크)과 척추(관)협착증에 의한 것이라 할 수 있다. 그러다 보니 대부분의 척추 전문병원과 개인 의원들이 이들 질환 치료에 중점을 두고 환자 관리를 한다 해도 과언은 아니다.

요추추간판탈출증(Herniated lumbar disc)은 척추뼈 사이에 있는 추간판 자체가 돌출되거나 추간판을 감싸고 있는 섬유륜이 찢어지면서 젤리같은 수핵이 빠져나와 척추신경을 눌러 발생한다. 급성으로 발생한 경우는 심한 통증과 활동 장애로 응급 수술을 하기도 한다. 수술은 신경 압박에 의해 하지의 마비와 근위축이 있는 경우, 방광이나 항문괄약근의 기능 장애로 배뇨 배변 문제가 발생하는 경우, 6~12주간의 약물치료와 물리치료 등 보존적인 치료 후에도 증상의 호전이 없는 경우 고려할 수 있다. 이는 전체 환자의 약 10% 내외에게 필요하다고 알려져 있다.

척추(관)협착증(Spinal stenosis)은 몇 가지 타입으로 분류할 수 있다. 일반적으로 추간판의 퇴행성 변화와 척추뼈의 만성 염증, 연부조직의 비후 등에 의해 척추관이 좁아져서 발생한다. 이 병의 특징은 내리막길을 걸을 때 특히 다리에 통증이 생기고 오히려 쪼그리고 앉아 있거나 허리를 구부리면 통증이 완화된다는 점이다. 또 주로 50세 이상에게 발생한다는 것이 요추추간판탈출증과의 차이점이다.

연세 지긋한 분들이 쪼그리고 앉았다 일어나며 내는 "아이고, 허리야."의 원인인 경우가 많다. 동요에도 나오는 고개를 넘어가는 '꼬부랑 할머니'도 척추협착증이 아니었을까 상상해본다. 물론 '꼬부랑 할머니'는 척추협착증뿐 아니라 골다공증에 의한 척추의 변형도 원인일 수 있다. 우리가 보기에는 굽어진 허리 때문에 꼬부랑 상태로 걷는 것이 괴로워 보이지만 사실 이 자세는 척추협착증 환자에게는 오히려 편안한 자세일 수 있다. 본인이 통증이 없고 편하다면 허리가 좀 구부정한 채로 지내도 괜찮은 것 아닌가라고 생각할 수 있는데 사람의 몸이란 것이 그렇지가 않다. 이렇게 허리 근육이 구부정한 상태로 계속 이완되면 복부 쪽의 근육은 오히려 수축한 상태로 짧아지고 퇴화되어 2차 통증과 병증으로 연결될 수 있다. 그러니 초기에 바른 자세와 적당한 운동이 척추 건강에 매우 중요함을 강조한다.

협착증의 치료는 안정가료, 약물치료와 이학요법(물리치료, Physical therapy) 등의 보존적인 치료로도 대부분 완치되는 디스크와 달리 신경차단술, 내시경적 신경관 감압술, 척추 후궁절제술 및 유합술 등의 적극적이며 좀 더 침습적인 치료가 필요할 수 있다.

이런 기계적인 원인에 의한 요통 외에도 각종 장기가 복부에 모여 있는 만큼 그 원인이 척추에만 있다고 생각해서는 안 된다. 대표적으로 신우신염의 경우 허리가 결리는 것처럼 아픈데 실제로 아픈 곳은 신장이다. 신장에 염증이 생긴 것인데 허리가 아파 치료 적기를 놓치는 경우가 있다. 물론 이 경우는 열이 동반되기 때문에 의사를 찾아 진료하면 감별이 어렵지는 않다. 그러니 평소와 다른 통증이 지속되고, 점진적으로 심해진다면 꼭 전문의와 상담하길 권한다.

다양한 원인에 의해 발생하는 요통은 발생기전에 따라 치료도 다르지만, 평소 바른 자세와 적절한 근력운동, 스트레칭만으로도 예방과 치료를 할 수 있는 경우가 많다. 모든 병은 아주 사소한 증상에서 시작된다. 그 사소함이 너무나 작아 본인 외에는 알아차리기 힘들 수 있다. 그래서 나이를 먹을수록 자신의 몸과 컨디션에 늘 관심을 두고 그 상태를 살피는 것이 중요하다. 평소 건전한 생활 습관과 바른 자세, 적절한 운동이 중요하다는 것을 기억하기를 바란다.

체중 감소와 살이 빠지는 것은
다른 말이다

현대인의 최대 관심사 중 하나가 정상 체중 유지일 것이다. 늘 내가 살이 찐 것은 아닌지 염려하고 집집마다 체중계가 없는 집이 없다. 심지어 전문시설에나 있을 법한 체지방량을 측정해주는 체중계가 가정용으로 보급되어 있을 정도다. 많은 사람이 아침마다 체중을 재고, 식사하고 재고, 자기 전에 재며 자신의 체중에 매우 민감하게 반응한다. 그럼에도 현대인의 각종 지표는 비만을 향하고 있다. 맛있는 것이 너무 많아 걱정인 요즘 우리는 더욱 비만과 과체중을 경계해야 한다.

비만

미디어에는 늘 새로운 맛있는 음식이 노출된다. '푸드포르노'라고 불릴 만큼 노골적이고 다각적인 음식에 대한 노출은 대중들에 '맛있겠다. 먹고 싶다'란 생각으로 이끌고 이는 실제 섭취로까지 이어진다.

매해 새로운 단어를 뽑아 사전에 등재하는 영국의 옥스퍼드 사전에서는 2017년 한국에서 유래한 단어를 선택하였다. 'Mukbang'. 우리말로 '먹방'이라고 발음되는 이 단어는 '먹는 방송'이라는 말의 줄임말로 젊은이들 사이에서는 아주 일반적으로 사용되는 단어다. '먹방'은 '많이 먹기', '특이한 음식 먹기', '새로운 음식 먹기', '혼자 먹기', '만들어 먹기' 등 다양한 주제로 끊임없이 생성된다. 이는 기존의 미디어와 새로운 매체인 유튜브 등 가릴 것 없이 인기 주제다. 이것이 인기 주제인 이유는 '먹방'을 주제로 영상으로 제작하면 많은 사람이 시청하기 때문이다. 그리고 이런 현상은 결국 과체중과도 연결된다. 실제 국내 남녀 평균 체중은 꾸준히 증가하고 있다. 식생활의 서구화와 문명의 발달은 사람들에게 영양과다와 상대적으로 부족한 신체 활동 환경을 제공하였고, 국내뿐만 아니라 전세계적으로 비만환자가 폭발적으로 증가하는 결과를 가져왔다.

비만은 단지 몸에 지방이 많이 축적되어 뚱뚱한 체형을 만드는 단순한 문제가 아니다. 고혈압, 당뇨, 고지혈증과 같은 대사 질환의 발생을 높여 뇌졸중, 심근경색 같은 치명적인 질환을 일으킨다. 또 대장암, 유방암, 간암 등 악성종양의 발생을 증가시킬 뿐 아니라 퇴행성 관절염과 같은 근골격계 질환의 직접적인 원인이 되기도 한다. 비만은 유전적, 환경적인 원인이 같이 복합적으로 작용하여 생기며 내분비 기능 이상과 약물들이 원인이 되기도 하지만 대부분은 섭취한 에너지가 소모한 에너지보다 많을 때 생긴다.

비만을 수치화한 비만지표가 있는데, 현재 가장 많이 이용되는

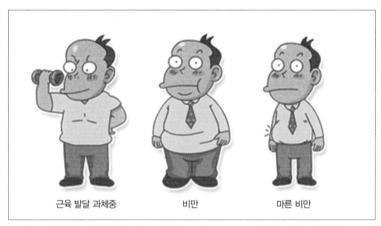

| 근육 발달 과체중 | 비만 | 마른 비만 |

보건복지가족부와 대한의학회에서는 비만을 크게 세 가지로 분류하고 있다. 근육 발달 과체중, 비만, 마른 비만이다. 이중 근육 발달 과체중의 경우 근육량이 많아 체중이 많이 나가는 것으로 건강상 유의할 것이 없다. 그러나 전체적으로 과체중인 경우와 체중은 적정 체중이지만 내장 지방 등으로 복부 비만인 마른 비만은 많은 질환에 노출되게 된다.

그림 출처: 복건복지가족부, 대한의학회

것이 몸무게(kg)를 키(m)의 제곱으로 나눈 체질량지수(Body mass index=BMI)이다. BMI가 20~25 사이를 정상 체중으로 보고 20 이하는 저체중, 25~30은 과체중, 30 이상은 비만으로 본다. 또 복부 둘레에 따라 남자는 $90cm$ 이상, 여자는 $85cm$[3] 이상을 복부비만으로 분류하기도 한다. 물론 같은 체질량 지수라 하더라도 평소 운동을 많이 한 근육질 사람과 그렇지 않은 사람에 따라 비만도 적용이 다르다.

비만을 극복하는 것은 어떻게 보면 간단하다. 적게 섭취하고 많이 움직여 섭취한 에너지보다 소모하는 에너지가 많으면 되는 것이다. 간단하게 평소보다 하루 $500kcal$ 정도 적게 먹고 30분 이상 꾸준한 운동을 하는 것이다. 문제는 이게 말처럼 쉬운 일이 아니라는 것이다. 그러다 보니 다이어트에 좋다는 식품, 살이 쏙 빠진다는 운동법이 홍수처럼 범람하고 있다.

비만 극복을 위한 식단은 일단 무조건 굶는 것은 절대 안 된다. 과체중 환자의 경우 이미 병원에 오기 전 손쉽게 할 수 있는 굶는 다이어트를 시도해 보고 실패한 뒤 찾아온다. 문제는 우리 몸은 매

---

3) 남자의 복부비만 기준인 $90cm$는 인치로 환산하면 $35inch$, 여자의 $85cm$는 $33inch$ 정도다.

우 똑똑해서 이런 실패를 모두 기억한다는 것이다.

그러니 다이어트에 성공하고 싶다면 끼니를 맞춰 먹어야 한다. 대신 다음과 같은 유의사항을 고려하여 섭취해야 한다.

첫째, 케이크, 과자, 아이스크림과 같은 당지수가 높은 음식을 피한다.

둘째, 밀가루, 흰 쌀밥과 같은 정제된 탄수화물 섭취를 피하고 잡곡류의 탄수화물을 섭취한다.

셋째, 채소 위주로 식이섬유가 많은 식사를 한다.

넷째, 달걀, 생선, 육류 등 적당한 양의 단백질을 섭취한다.

즉, 매 끼니 영양소 중 빠지는 것이 없는 균형 있는 식단에 당 섭취를 피하라는 것이다. 이렇게 식단을 챙겨 먹으면 포만감이 유지되고 급격한 혈당 증가가 발생하지 않는다. 식단과 더불어 꾸준한 운동도 함께 이루어져야 한다. 이렇게 하면 우리의 식사 섭취를 의심하던 몸이 점점 우리를 믿게 되고 기초대사량이 높아지게 된다. 그리고 기초대사량이 높아지면 요요현상이 줄어든다.

식단과 운동만으로 비만 극복이 어려운 경우 약물치료를 할 수 있다. 장기간 사용이 가능한 약제는 오르리스탯[4], 콘트라브(부푸

로피온+날트렉손), GLP-1 작용제가 있다.

이 약제들은 치명적인 부작용은 없지만 부작용이 아주 없는 것은 아니다. 오르리스탓 계인 제니칼은 섭취한 지방이 흡수되는 것을 억제해 섭취량의 30% 정도를 대변으로 배설하게 한다. 효과적으로 칼로리 섭취를 줄이는 약제로 안전하게 쓰이고 있으나, 변에 기름이 함께 나오는 지방변이나 설사와 같은 묽은 변을 수시로 보는 부작용이 있을 수 있다. 콘트라브는 식욕을 억제하는 효과는 좋으나 오심[5], 구토 같은 부작용이 있다.

GLP-1 작용제의 경우 원래 식사 후 장에 분비되어 식욕을 억제하는 작용과 인슐린 분비를 촉진하는 두 가지 작용이 있어 당뇨 치료제로 개발되었다. 그러나 우리나라에서는 삭센다라는 피하주사제로 다이어트 목적으로 많이 처방되고 있다.

그 외 식욕억제제로 펜터민[6], 펜디메트라진[7], 토피라메이트[8] 등이 우리나라에서 많이 처방되고 있는데, 이 약제들이 우울증, 뇌전증 치료제로 개발된 약제여서 장기간 사용 시 부작용이 발생할 수

---

4) 제니칼, 리피다운 등이 대표적이다.
5) 속이 불편하고 울렁거리며 구역질이 나지만 토하지 못하고 신물이 올라오는 증상.
6) 아디팩스, 휴터민 등이 대표적이다.
7) 푸링, 디에트정 등이 대표적이다.
8) 토라펜정 등이 대표적이다.

있다. 그래서 2달 이내로 사용하도록 권고한다.

비만은 하루아침에 해결되는 질환이 아니며 유전적인 소인이 강해 극복하기가 쉽지 않은 것 또한 사실이다. 실천 가능한 식이 조절과 꾸준한 운동 습관만이 비만을 극복 할 수 있으며 더 나아가 심각한 질환을 예방하는 길임을 강조하는 바이다.

체중 감소

비만은 스스로 문제로 자각하는 경우가 많고 의학적, 사회적 연구가 집중되어 있다. 그래서 초등학생부터 80세가 넘은 노인까지 어떻게 하면 비만이 없는 삶을 살 수 있는가 질문한다면 줄줄 내뱉는 말이 있다.

"단백질과 탄수화물, 식이섬유가 골고루 들어간 건강한 식생활을 바탕으로 주 3회 꾸준히 운동한다."

전국민이 공식처럼 줄줄 외우고 있는 이 문장이 실제도 정상 체중 유지의 기본이다. 여기에 폭식, 과식 등을 금하는 절제가 어우러지면 단순 비만에 의한 과체중에 대한 염려는 접어두어도 된다.

이렇게 과체중에 대해서는 해박한 우리가 상대적으로 저체중에는 관심이 없다. 주변 누군가가 몸무게가 적게 나가 고민이라면 그대로 받아들이고 걱정해주기보다 부러워하는 경우가 더 많다. 어쩌면 자랑을 돌려서 말하고 있다고 오해하기도 한다.

그러나 과체중과 마찬가지로 저체중 역시 건강에 문제가 있는 것이다. 저체중 환자의 수명 역시 과체중 환자처럼 적정 체중인 경우보다 짧다. 계속 유지해야 할 건강한 상태는 아니라는 것이다. 어찌 보면 당연한 이 사실을 '마름'에 몰두한 현대인들에게는 보이지 않는 것이다. 그렇다면 어느 정도가 저체중이며, 어느 정도의 체중 감소가 병원을 방문해야 할 정도로 의미 있는 수치일까.

일반적으로 의학계에서는 6~12개월 동안 5% 이상의 체중 감소가 있으면 비정상적인 감소로 보고있다. 또 BMI가 20~25를 적정 체중으로 규정하고 있다. 물론 체중은 유전적, 환경적 요인에 많은 영향을 받기 때문에 그 수치에 너무 집착할 필요는 없다. 평소 건강하고 균형 있는 식단을 유지하면서 꾸준한 운동을 하며 자신이 느끼는 건강한 컨디션, 그때의 체중이 본인의 적정 체중이라고 생각해도 문제가 없을 것이다.

다이어트를 해서 체중을 줄이기 위한 노력을 하지 않았는데도 의미 있는 체중 감소가 있다면 어떤 질환을 앓고 있다는 신호일 수도 있으므로 병원을 방문하여 검사를 받아 보아야 할 것이다. 실제로 체중 감소로 병원을 방문하는 성인 환자는 전체의 1~3% 정도이고 고령층일수록 더 많은 비율의 환자가 체중 감소를 호소한다.

우리의 몸은 음식을 통해 섭취하는 에너지와 신체활동에 의해 소모하는 에너지가 균형을 맞추면 체중을 유지하고, 그 밸런스가 깨지면 체중이 감소하거나 증가한다. 이것은 생리적인 체중 감소이고 그 밖의 원인으로 사회적, 정신적인 이유도 있으나 의학적인 측면에서 살펴보면 악성종양(Malignant tumor=Cancer), 내분비 질환(Endocrine disease), 위장 질환(Gastrointestinal disease), 심장 질환(Heart disease), 폐 질환(Lung disease) 등이 있다.

여기서 가장 문제가 되는 것은 악성종양일 것이다. 소화기계에 발생한 암이 음식 섭취에 직접 문제를 일으켜 체중을 감소시키지만 기타 장기에 발생한 암도 체중 감소와 식욕 저하, 무기력, 만성 피로 등을 유발할 수 있다. 예를 들어 소화불량과 등쪽의 통증을 동반하는 체중 감소는 췌장암을, 또 배변 습관의 변화와 복통을 동반하는 체중 감소는 대장암을, 소화불량과 구토를 동반하는 체중 감소는 위나 식도암 등을 의심할 수 있다.

내분비계의 대표적인 질환으로는 당뇨와 갑상선 기능 항진증이 있다. 당뇨의 경우 초기에 다음, 다식, 다뇨와 함께 체중 감소가 동반된다. 갑상선 기능 항진증은 열과민성 또는 열 불내성, 심계항진, 설사, 발한 등을 동반하는 체중 감소가 특징이니 참고로 알아두면 도움이 될 것이다. 위장 질환은 장폐색, 흡수장애, 소화성 궤양과 기능성 소화장애 등이 음식 섭취를 줄여주어 체중 감소의 원인이 된다. 그 외에도 드물지만 결핵, 에이즈, 기생충 등의 감염병과 정신, 신경 질환에서도 체중 감소를 일으킬 수 있으며 일부 약물 부작용에 의해서도 발생한다.

이렇게 다양한 원인이 있지만 전체 환자의 1/4은 각종 검사와 자세한 문진에도 불구하고 원인을 찾지 못한다. 이런 경우엔 다행히 예후는 그리 나쁘지 않다. 건강한 성인도 60세 이후에는 매년 0.5%의 체중 감소가 생리적으로 발생한다. 노인의 경우 근육, 지방의 감소, 위장운동저하, 정서장애, 치과 문제 등이 복합적으로 작용하여 체중이 감소한다.

의미 있는 체중 감소는 욕창, 골절의 가능성을 높이며 사망률도 높이는 것으로 알려져 있다. 체중 감소는 원인 질환의 치료로 해결될 수 있으나 원인을 모르는 경우 심리치료나 운동처방, 영양식 등을 추가하고 식욕촉진제 등을 함께 처방하기도 한다.

체중 감소는 그 자체를 병으로 분류하지는 않지만 다양한 질환의 한 가지 증상일 수 있으므로 의미 있고, 원인을 스스로 알지 못하는 체중 감소 환자는 간과하지 말고 병원을 찾아 원인과 치료법을 의사와 같이 고민해 보기를 추천한다.

빙빙 돌 듯 어지럽다고
무조건 빈혈이 아니다

"아이고, 선생님."

한 환자가 앓는 소리를 내며 진료실로 들어왔다. 비만 치료로 정기적으로 내원하는 환자였다.

"무슨 일이세요?"

"요 며칠 다이어트를 너무 심하게 했는지 빈혈이 생겼어요. 지금도 이름을 불러서 진료실로 오려고 몸을 돌리는데 하늘이 핑 돌더라고요."

"식사는 제때 챙겨 드시면서 식사량을 조절하시라고 말씀드렸는데 얼마나 안 드신 거예요?"

"사실 식사는 꽤 잘 챙겨 먹었어요. 몸무게도 많이 빠진 것도 아
니고. 그런데 그냥 빈혈이 생겼어요."

"언제부터 증상이 나타났나요?"

"며칠 전에 부장님이 부르셔서 얼른 자리에서 일어나 가는데 너
무 어지러운 거예요. 그러더니 그다음부터 수시로 어지럽고 속이
메스꺼워요."

"음, 혹시 아까 여기 들어올 때도 자리에서 벌떡 일어나서 왔나
요?"

"그럼요. 한참 기다리다 부르시길래 얼른 가려고 벌떡 일어났는
데 빙빙 돌더라고요."

"지금은 괜찮아지셨고요?"

"네, 맞아요. 이게 금방 괜찮아지기는 해요."

빈혈이 아니었다.

"귀의 전정기관에 문제가 생긴 거 같아요. 그래서 자세가 갑자기
바뀌면 균형감각에 이상이 생겨 어지러움을 느끼는 거예요. 가까
운 이비인후과에 가서서 검사를 받아보시는 것이 좋겠어요."

"이게 빈혈이 아니라고요?"

"네, 이비인후과에서 상세히 안내하겠지만, 일단 자리에서 벌떡

일어나거나, 고개를 휙 돌리는 등 갑작스럽게 자세를 바꾸는 행동을 할 때 증상이 발생하니 조심하세요."

환자는 어리둥절하며 진료실을 나섰다.

어지럼증은 1차 의료기관에서 가장 흔히 접하는 증상 중의 하나다. 생각보다 많은 사람들이 어지럼증을 호소하는데 평생 살면서 평균 35% 정도의 사람이 느끼는 흔한 증상이다. 이 중에 절반 정도는 증상이 심하여 병원을 방문하게 된다. 어지럼증이란 회전성 어지럼증과 비회전성 어지럼증으로 나뉜다. 회전성 어지럼증은 주위가 빙글빙글 도는 것처럼 보이거나 구토, 귀 울림 등과 같은 증상을 보인다. 원인은 전정기관의 이상이다. 비회전성 어지럼증은 앞이 캄캄하게 느껴지는 증상을 보인다. 원인은 스트레스와 과로가 대표적이며 이 외에도 부정맥, 과호흡, 긴장 등이 원인이 되기도 한다.

어지럼증의 원인은 매우 다양하다. 그래서 이비인후과, 신경과, 신경외과, 내과 의사들이 함께 원인을 찾아야 하는 경우도 종종 있다. 그런데도 많은 환자가 일단 어지럼증을 느끼면 내과에서 빈혈 검사를 한다. 어떤 경우는 스스로 자가 진단을 하고 빈혈이니 생간이나 고기를 먹어야겠다며 병원을 찾지 않고 음식점으로 가는 예도 있다. 참고로 빈혈은 어지럼증보다는 전신 무력감과 운동시 발생하는 호흡 곤란이 먼저 온다. 어지럼증이 빈혈에 의한 것이려면 그 정도가 매우 심각한 것이다.

　어지럼증을 호소하는 환자는 나이가 들수록 더 많다. 또한 남자보다 여자에게 2배 정도 많이 발생한다. 일반적으로 빙빙 도는 느낌, 현기증, 실신할 것 같은 느낌, 한쪽으로 쓰러질 것 같은 느낌, 머리가 멍하거나 어질어질한 느낌 등 어지럼증 자체도 다양한 형태로 나타난다. 증상이 짧은 시간에 반복되거나 장시간에 걸쳐 지속되는 경우 등도 있다.

　또한 환자들이 종종 증상들에 대해 모호한 표현을 사용하기 때문에 의사들은 꼼꼼히 듣고 해석해야 하는 어려움이 있어, 자세한 병력 청취와 이학적인 검사가 무엇보다도 진단하는데 도움이 된다. 어지럼증 증세를 보이는 병증 중 가장 심각한 것은 뇌병변이다. 물론 경미한 어지럼증이라도 가볍게 봐서는 안된다.

　어지럼증의 원인은 크게 말초성 어지럼증과 중추성 어지럼증으로 나눌 수 있으며 중추성 어지럼증은 대뇌, 소뇌, 뇌간 등에 문제가 있어 발생하는 어지럼증으로 MRI와 MRA(뇌혈관 검사) 등 자세한 뇌 영상학적 검사, 뇌파 검사 등이 필요하며 개인병원에선 진단과 치료가 어렵다.

말초성 어지럼증은 귀의 전정기능에 문제가 생겨 발생하며 이 석증으로 알려진 양성 발작성 체위성 현훈[9](Benign paroxysmal positional vertigo=BPPV), 메니에르병(Meniere's disease), 편두통성 현훈(Migraineous vertigo)과 전정신경염(Vestibular neuritis) 등이 원인이다. 대부분은 다양한 치료를 통하여 수일 또는 수개월 내에 치료할 수 있다.

양성 발작성 체위성 현훈 BPPV

병명에서 보듯이 환자들이 갑가지 몸을 움직여 자세가 변할 때 나타난다. 예를 들어 잠자다가 고개를 돌리거나, 앉았다가 일어날 때, 누군가 불러서 머리를 갑자기 돌릴 때 머리가 빙빙 도는 느낌의 현훈이 발생하고 오심, 구토 등이 동반되기도 한다. 지속시간은 길지 않아 보통 수초 후에 소실되지만 자세 변화에 의해 계속 발생하기 때문에 일상생활에 불편함을 초래한다.

발생 원인은 이석기관에서 떨어져 나간 이석이 귀의 세반고리관으로 들어가 균형감각에 이상이 생겨서 발생한다. 그래서 특히 회전성 현훈이 급격하게 발생한다. 이 경우 안진 유발 검사로 어느

---

9) 정신이 아찔아찔하고 어지러운 증상

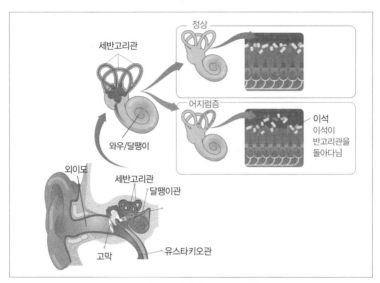

정상

세반고리관

어지럼증

와우/달팽이

이석
이석이
반고리관을
돌아다님

외이도

세반고리관
달팽이관

고막

유스타키오관

균형 감각을 관장하는 세반고리관

쪽 반고리관에 이석이 들어갔는지 확인이 가능하다. 이 경우 체위
변경을 통해 반고리관에 이석을 제자리로 보내는 이석정복술을
한두 차례 시행하면 대부분 증상이 사라진다. 이 증세는 전체 환자
의 15% 정도에게서 1년 내에 재발할 수 있으며 비타민D 부족이나
골다공증이 있는 환자는 재발률이 높은 것으로 알려져 있어 이들
질환에 대한 관리도 필요하다.

메니에르병 Meniere's disease

1861년 프랑스의 의사 메니에르가 처음 기술했고 어지럼증, 이명,

청력저하와 이(귀) 충만감의 증상이 함께 나타나는 질환으로 정확한 원인은 아직 밝혀지지 않았다. 다만 내림프의 흡수장애로 인한 림프수종이 원인인 것으로 알려져 있고 과로와 스트레스 등이 연관되는 것으로 보인다. 어지럼증은 20~30분에서 수 시간 동안 지속되며 오심, 구토와 두통, 설사 등의 자율신경의 자극 증상이 동반되는 경우도 있다. 치료는 절대 안정이 기본이며 림프수종을 개선시킬 수 있는 염분 제한, 충분한 수분 섭취와 이뇨제 등의 약물 치료가 효과적이며 80%의 환자는 이러한 비수술적인 치료로 완치가 가능하다.

편두통성 어지럼증 Migraineous vertigo

젊은 여성에게 호발하고 심한 편두통과 함께 다양한 형태의 어지럼증이 나타나는 경우이며 과로나 심한 스트레스 후에 많이 생기고 카페인 함유 식품, 알코올, 견과류 등의 음식물 섭취 후에 발생하기도 한다. 유전적인 경향을 보이고 증상은 두통, 어지럼증과 구역, 구토가 같이 발생할 수 있으며 경우에 따라 뇌혈관 질환과도 감별이 필요할 수 있다. 과로와 스트레스를 피하고 유발 음식 등을 섭취하지 않으며 약물치료로 증상의 개선을 기대할 수 있다.

전정 신경염 Vestibular neuritis

갑작스러운 어지럼증이 발생하여 수일에서 수주 간 지속되며 쉬는 상태에서도 증상이 개선되지 않는 것이 특징이며 구역, 구토 등의 자율신경 실조증과 비틀거리는 보행장애가 같이 동반된다. 바이러스에 의한 염증이 발생 원인으로 알려져 있으며 대부분 1~2주 안에 회복되나 그렇지 않은 경우, 전정 기능을 회복하는 운동요법(전정안반사, 전정척수반사)을 통하여 치료 가능하다.

젊은 사람이 갑자기 어지럽거나 앉았다 일어날 때 핑 도는 등의 현기증은 크게 걱정하지 않아도 되나 기저 질환이 있는 노년층의 환자가 안면 마비, 언어장애, 시야 장애나 사지의 편마비 등을 동반하는 어지럼증이 생기면 뇌의 질환을 의심해야 하므로 지체 없이 병원을 방문해야 함을 명심하기 바란다.

당신의 손발이 부은 것은
피곤해서가 아니다

"종일 서 있으니깐 피곤해서 발이 퉁퉁 부었어. 신발이 안 들어가."

"아기를 가져서 그런지 피곤한가 보다. 손발이 퉁퉁 부었네."

팔다리가 부었다고 하면 일단 먼저 나오는 말이 피곤한가 보다 란 위로다. 같은 자세로 장시간 앉아 있었거나, 급격한 체중 증가 와 노화로 다리의 정맥순환이 원활하지 않을 때 다리가 붓기 때문 이다. 그러나 갑작스런 다리 부종과 통증, 손가락의 부종이 모두 피곤해서가 아니다. 다소 심각하게 받아들여야 하는 질환인 관절 염 역시 부종으로 자신의 존재감을 드러낸다.

우리의 몸은 성인 기준으로 206개의 뼈로 구성되어 있고 뼈와 뼈는 관절(Joint)이라는 구조물로 서로 연결되어 있다. 그만큼 관절의 수도 많을 수밖에 없다. 다양한 원인에 의해 발생하는 관절의 염증을 관절염이라 하고 대부분 일상 생활에 지장을 초래할 만큼의 통증과 부종을 동반한다. 어떤 경우는 임상적으로 관절염증은 많이 진행되었으나 막상 환자 자신은 별다른 증상을 느끼지 못하기도 한다. 일선 병원에서 가장 흔히 접하는 관절염은 퇴행성(골) 관절염(Osteoarthritis=Degenerative arthritis), 류마티스 관절염(Rheumatoid arthritis), 통풍성 관절염(Gout) 등이 있으며 이들에 관한 임상증상 및 치료에 대해 간단히 서술하고자 한다.

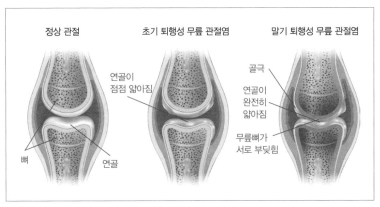

무릎 관절염 진행 과정

퇴행성 관절염 Osteoarthritis=Degenerative arthritis

퇴행성 관절염은 골 관절염이라고도 한다. 관절의 충격을 흡수하는 연골이 닳아 없어지면서 발생하는 퇴행성 변화와 이차적인 관절막, 인대 등의 손상과 변형으로 염증이 생기는 질환이다. 퇴행성이란 명칭에서 보듯이 나이가 먹으며 점차 발생하여, 60세 이후에는 60% 이상의 환자에게 최소 한두 개 관절의 관절염을 동반하는 것으로 알려져 있다.

관절염의 초기에는 운동 후나 심한 육체 활동 후에 관절에 통증이 발생하지만 병증이 진행함에 따라 쉬는 동안도 통증을 느낀다. 또한 관절면이 거칠어지면서 움직일 때 마찰음도 들릴 수 있으며 심하면 주변 조직의 손상과 변화로 관절 자체의 변형이 초래될 수 있다.

퇴행성 관절염의 원인은 확실하지는 않으나 나이, 성별, 유전적 요인, 비만 등이 영향을 주는 것으로 알려져 있다. 그 외에 관절연골에 손상을 줄 수 있는 외상, 질병, 기형 등에 의해 이차성으로 발병하는 경우도 있다.

진단은 환자의 병력, 나이, 이학적 검사 및 방사선 소견으로 진단할 수 있으며 일반적으로 단순 방사선 사진이 가장 널리 사용된다. 초기에는 정상소견으로 보이나 점진적으로 관절 간격이 좁아지며 더 진행되면 변연부의 신생뼈가 자라는 골극(Osteophyte)이 형성되고 관절면이 불규칙해진다. 그 외의 진단 방법으로 동위원소 검사, MRI, 관절경 검사 등이 선별적으로 시행된다.

류마티스 관절염 Rheumatoid arthritis

류마티스 관절염은 연골이 닳아 없어지면서 관절이 파괴되는 퇴행성 관절염과 달리 관절액을 생성하는 활막에 염증이 발생하여 이차적으로 연골, 골손상을 일으켜 관절을 파괴하는 전신성 증상을 동반하는 관절염이다. 이는 골 관절염에 이어 두 번째 많은 관절염이다.

원인은 자가면역 현상에 의한 것으로 보고 있으며 유전적 요인과 바이러스 감염 등이 작용하는 것으로 알려져 있다. 자가 면역 질환이란 자신의 몸임에도 외부의 것으로 인식하여 파괴시켜서 발생하는 질환이다. 우리나라 인구의 약 1%가 이 질환을 앓고 있는 것으로 추정되며 매년 새로운 환자들이 발병하고 있다.

류마티스 관절염은 의외로 30~40대 젊은 여성에게 많이 발생하며 손가락의 경우 끝마디를 침범하지 않고 첫마디와 중간 마디에 주로 생긴다. 주요 특징으로는 자고 일어난 아침이 가장 많이 붓고 뻣뻣해 상태가 좋지 않다. 오히려 기상 후 일상생활을 하며 관절을 움직이면 통증과 붓기가 가라앉으며 증세가 좋아진다. 이것을 조조(아침)강직이라고 하는데 퇴행성 관절염과 가장 두드러지는 차이점이다.

류마티스 관절염은 초기에는 관절 증상보다는 전신 무력감, 쇠약, 피로감, 미열 등의 전신증상으로 시작하여 관절이 서서히 붓고 강직되는 증상들이 순차적으로 발현된다. 이러한 증상이 호전과 악화를 반복하면서 만성으로 진행되는 경향을 보인다.

이 질환은 현재까지 예방하거나 완치시킬 방법은 없지만 초기에 적극적 치료를 하면 병의 진행을 늦추고 관절 변형 등 최악의 결과를 초래하지 않을 수 있다. 관절에 통증과 부종이 있을 때는 비스테로이드성 소염제와 부신피질호르몬제 등이 사용될 수 있지만 부작용이 많아 짧게 사용하는 것이 바람직하다. 초기에 진단이 빨리 이루어지면 항류마티스 약물을 적용한다.

최근 종양괴사인자(TNF)를 억제하는 주사제들이 개발되어 임상에서 좋은 결과를 얻고 있다. 30~50대의 젊은 여성들에게 초기에 다리나 손가락 등이 붓고 관절 통증이 있다면 우선 류마티스 관절염을 강력히 의심하여 병원을 방문할 것을 다시 한번 강조한다.

통풍 Gout

"어디에 부딪치거나 찧은 기억이 없는데 이렇게 부었어요."

"통증은 어때요? 쑤시듯이 아픈가요?"

"네. 바닥에 발을 딛을 수가 없어요."

"혹시 어제 과음하셨나요?"

"아, 네. 맥주를 좀 마셨어요. 그런데 평소에도 자주 마셨는데 오늘만 이렇게 아픈 거예요."

젊은 남성이 통증으로 출근도 하지 못하고 오전 일찍 내원했다. 특별한 일이 없었는데도 엄지발가락 아래쪽이 너무 아파 걷지를

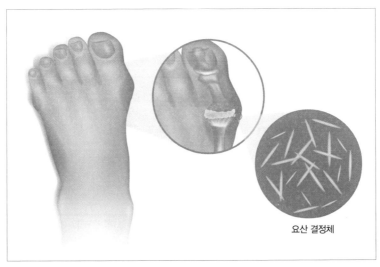

요산 결정체

통풍 발병 부위

못한다는 것이다. 물리적인 원인이 없었는데도 전날 과음이나 과식 후에 엄지발가락이 급성으로 붓거나 걷지 못할 정도로 동통(쑤시는 통증)을 호소하는 환자가 내원하면 검사 없이도 통풍을 진단할 수 있다.

통풍은 서양에서 전 인구의 1% 정도의 유병률을 보이는 비교적 흔한 질환이며 우리나라도 식생활이 서구화됨에 따라 함께 최근 증가하는 경향을 보인다. 통풍은 일종의 급성 관절염이다. 고요산혈증(Hyperuricemia)에 의해 발생하는데 혈액과 관절액에서 요산염 결정이 남아 활액막, 연골, 관절 주위 조직에 달라붙어 염증을 유발하게 된다.

통풍은 발작이 호전과 악화를 반복하면서 관절의 변형(Deformity)과 강직(Ankylosis)을 초래하게 된다. 남성에게서 주로 발병하지만, 폐경 후에 여성에게서 요산 배출 기능이 떨어지며 발생이 증가하는 유전적 성향을 보이는 질환이다.

주로 발병 부위는 엄지발가락 아래쪽 관절인 근위부 관절, 발목, 발꿈치, 무릎, 손목, 팔꿈치 부위이다. 환자의 90%는 초기에 단일 관절에 발생하며 며칠 내 자연 소실되지만 60% 정도가 1년 내 재발한다. 그 후 재발 간격이 짧아지며 여러 관절에 나타나게 된다.

치료는 급성기의 경우 진통소염제 등을 사용하며 경우에 따라 관절염 치료약인 콜키친 등을 사용하기도 한다. 평소에 퓨린이 많은 음식인 동물내장, 젓갈, 맥주, 와인, 등푸른생선 등을 피하고 당뇨, 고지혈증, 비만 등이 있는 경우 기저 질환 치료에 힘쓰는 것이 예방에 도움이 된다.

통풍은 고요산혈증에 의해 신장에 결석을 만들 수도 있고 그로 인해 신장 기능이 망가지면 사망에 이르게 할 수도 있다. 그러므로 통풍 환자는 평소 요산을 낮추는 식습관과 함께 약물치료를 꾸준히 하는 것이 중요하며 이렇게 함으로써 심각한 합병증 예방과 함께 급성기 통증으로부터 우리를 보호할 수 있을 것이다.

자도 자도 피곤한 것이
바로 병이다

어느 날 40대 후반의 남자가 내원했다.

"몇 개월 전부터 아무리 쉬고 잠을 자도 전혀 피곤함이 사라지지 않아요."

병원에서 진료를 하다 보면 피로를 호소하는 환자를 하루에도 여러 명 보게 되는데 호소하는 증상은 피로, 권태감, 무력감, 식욕 부진, 전신 근육통 등 다양해서 의사들도 비타민 수액제나 영양제 정도를 처방하고 지켜보는 게 대부분일 수밖에 없다.

이 환자도 같은 호소였다. 나는 평소처럼 수액 치료와 혈액 검사, 소변 검사를 시행하였다. 그러나 결과는 별다른 이상이 없었다.

"요즘 무리하신 모양이네요. 특별한 소견이 보이지 않습니다. 제가 처방한 약을 드시고 별다른 차도가 없으시면 3차 병원을 가서 종합 검진을 받아보시면 좋겠습니다."

그렇게 돌아간 환자는 얼마의 시간이 흐른 후 다시 내원했다.

"몸은 좀 어떠세요?"

"선생님, 저 수술 받았어요. 지금 퇴원해서 상처 드레싱 받으려고 왔어요."

"수술이요?"

"네. 그때 여기에 다녀간 뒤에도 전혀 피로감이 사라지지 않고 오히려 더 몸이 무거워지는 것 같더라고요. 그래서 선생님이 말씀하신 대로 대학병원에 갔었어요. 그리고 복부 CT와 대장 내시경 검사를 했더니 글쎄 대장암이래요. 그것도 3기."

충격이었다. 환자가 말한 피로감은 단순한 만성피로가 아니었던 것이다. 이 환자가 내 조언과 달리 종합 검진을 바로 받지 않았더라면 어떻게 되었을까 생각만 해도 아찔했다.

이 일은 피로를 호소하는 환자들도 적극적인 진료군에 포함해 진료해야겠다는 교훈을 주었을 뿐만 아니라 이러한 사소한 증상도 중요한 신호일 수 있다는 것을 많은 분에게 알릴 수 있는 계기가 되었다. 그렇지만 여전히 피로감을 호소하는 모든 환자에게 그 많은 검사를 하게 하는 것은 시간적, 경제적 낭비와 제약이 따르는 것 또한 사실이기에 의사로서 큰 딜레마이다.

그래서 나는 피로감을 호소하는 환자에게 우선적으로 기질적인 질환에 의한 이차성 피로일 수도 있다는 가능성을 열어두고 혈액 검사 등이 정상이더라도 2~3개월에 한 번 방문하여 진료하게끔 조언하고 있다.

우리는 일상생활에서 피로하다는 말을 입에 달고 살 정도로 흔하게 느끼고 타인으로부터 듣고 산다. 피로는 상당히 주관적인 측면이 있어 같은 육체 활동을 하더라도 어떨 때는 피로하다고 느끼고 그렇지 않을 때도 있다. 가끔 느끼는 피로, 쉬고 나면 좋아지는 피로(감)는 큰 문제가 되지 않는다. 단순 생리적인 현상일 수 있다. 하지만 일상 생활을 하기 힘들 정도의 급격한 피로감과 쉬거나 충분한 수면에도 회복되지 않는 피로는 문제가 될 수 있다. 이런 경우 의학적인 검사와 치료가 반드시 필요하다.

의학적으로 1달 이상 지속되는 피로를 지속성 피로(Prolonged fatigue)라 하고 6개월 이상 지속되는 피로를 만성피로(Chronic fatigue)라 한다. 대부분의 피로는 문제가 되지 않으나 경우에 따라 심각한 질환의 증상일 수도 있기 때문에 간과하면 안 된다.

심한 우울증, 불안증과 같은 정신적인 문제의 증상일 수도 있고, 심한 빈혈, 간 질환, 갑상선 질환, 신장 질환, 폐결핵, 심혈관계 질환과 악성종양의 증상으로도 피로감을 호소할 수 있다. 이러한 질환으로 인한 피로인지 아닌지 감별하기 위해서는 정기적인 종합검진을 반드시 받아 보기를 권한다.

모든 검사에서 정상이지만 6개월 이상 정상적인 생활을 하지 못할 만큼의 피곤을 느끼면 만성피로증후군(Chronic fatigue syndrome)일 수 있다. 미국질병통제예방센터(CDC)에서는 1994년 기억력과 집중력장애, 인후통, 근육통, 다발성 관절통, 새로운 형태의 두통, 목과 겨드랑이에 림프샘의 비대와 통증, 잠을 자도 지속되는 피로, 운동 후에 나타나는 심한 권태감 중에 4개 이상이 6개월 이상 지속되는 경우를 만성피로증후군이라고 정의하였다. 이는 현재 가장 널리 사용되고 있는 정의이다. 하지만 만성피로증후군은 만성피로를 일으키는 원인 중 한 가지일 뿐이고 만성피로의 20% 정도만 이 질환에 해당될 정도로 진단 기준이 비교적 엄격하다.

우리가 느끼는 대부분의 피로는 정신적, 육체적 스트레스로 인해서 생기는 경우가 대부분이므로 일단 우리의 생활 속에서 답을 찾아야 한다. 평소 수면이 부족하다면 먼저 충분한 수면을 취하기 위해 노력해야 하며 규칙적인 운동을 주 3~4회, 하루 30분 이상 꾸준히 하는 것 또한 매우 중요하다. 금연, 금주, 균형 잡힌 식사는 당연히 실천해야 하고 우울증이 의심되는 환자는 6주간 항우울제의 사용이 도움이 될 수 있다.

현대인은 수많은 스트레스와 싸우며 지낸다. 최근 SNS의 발달은 더욱 치열하고 다양하며 힘든 사회관계를 요구하고 있다. 이로 인한 피로감은 어쩔 수 없는 측면도 있으나 긍정적인 마음과 건전한 생활양식(규칙적인 운동과 균형 잡힌 식습관)이 피로를 극복하는 가장 중요하며 기본적인 방법임을 다시 한번 강조한다.

피부가 가려운 것은
면역 질환 문제일 수 있다

모기에 물려도 가렵고, 민망한 상황과 맞닥뜨려도 가렵고, 안 씻어도 가렵다. 상황이 이렇다 보니 사람들은 몸이 가렵다는 것을 쉽게 생각하곤 한다. 하지만 이것은 매우 잘못된 생각이다. 우리 몸을 싸고 있는 1차 보호막인 피부가 가렵다는 것은 면역 체계가 우리에게 보내는 이상 신호일 수 있다.

아토피 피부염

한때 새집증후군이라는 말을 유행처럼 사용하던 시절이 있다. 그

전까지는 '새것의 냄새'라는 것은 다소 긍정적으로 받아들여졌는데 연구 결과 신체에 매우 유독한 영향을 끼친다는 사실이 알려진 것이다. 당시 가장 큰 피해를 입은 대상은 신생아를 비롯한 어린이들이었다.

엄마의 배 속에서부터 이런 영향을 받아 태어난 아기들은 이미 가려움증을 동반한 연약한 피부와 천식, 비염 등을 가지고 있는 경우가 많아졌다. 아이는 갓난아기 시절부터 환절기면 콧물을 달고 살고, 겨울이 오면 기침을 했다.

정확한 원인을 알 수 없는 이런 상태를 우리는 아토피(Atopy)라고 부르기 시작했다. 아토피는 그리스어로 '기묘한', '이상한' 등의 뜻을 가진 단어다. 즉 도대체 왜 이러는지 알 수 없다, 너무나 복잡하고 어려운 알레르기 질환이란 의미이다. 아토피는 단순히 피부의 가려움증과 염증만이 아니라 기관지 천식, 알레르기 비염, 아토피 피부염을 통칭하는 광의의 의미다.

엄마 품에 안긴 갓난아기의 온 얼굴이 불긋불긋하다. 한창 뒤집기를 하는지 턱과 볼이 이불에 잔뜩 비비듯 진물이 났다가 딱딱하게 굳어 보이기도 한다. 아기는 어딘가 가려운지 손싸개에 싸인 손으로 계속 얼굴을 문지른다. 엄마가 아기의 손을 잡아 긁지 못하게 하며 토닥이자 아이는 답답한지 울음을 터뜨린다.

태열이라고 하는 갓난아기에게 나타나는 증세와 매우 비슷해서 영아기 때 치료 시기를 놓치기 쉬운 것이 아토피 피부염이다. 초기에 발견하면 보습제로 충분히 보습을 해주는 것만으로도 좋아질 수 있다. 하지만 보습을 소홀히 하면 언제든 다시 재발할 수 있다. 개중에는 천연재료가 더 좋을 것이라는 자체 판단으로 천연오일, 약재를 우린 물 등으로 씻어내고 바르는데 검증되지 않은 제품은 오히려 피부염을 악화시킬 수 있어 추천하지 않는다.

대부분의 아토피 피부염은 가려움증과 피부건조증을 주 증상으로 만성 염증을 동반하는 피부 질환이다. 영유아기에 시작하여 성인이 되면서 서서히 증상이 없어지는 양상을 보이나 1~3%는 성인이 되어도 지속된다.

아토피 피부염의 원인은 유전적인 요인과 환경적 요인, 피부 장벽 이상, 면역 과민 등으로 발생하는 것으로 알려져 있다. 최근에는 새집증후군 외에도 미세먼지, 초미세먼지 등 대기오염과 같은 지구환경의 변화로 인한 아토피 피부염이 증가하는 추세이다.

유아기의 아토피 피부염은 얼굴과 팔다리 관절의 펴는 부위에 주로 발생하고, 2세 이후 소아기에는 사지의 굽히는 부위(오금)에 주로 발생하게 된다. 성인기에 발생하는 아토피 피부염은 소아와 비슷한 소견을 보이나 병변 부위가 태선화(피부가 두꺼워짐) 되는 경향이 있다.

진단은 임상적 증상과 나이, 인종에 따라 다르지만 우리나라의 경우 소양증, 피부병변의 형태, 기타 아토피 질환의 유무와 가족력 등을 주증상으로 하고 다른 부증상을 조합하여 진단하게 된다.

아토피 피부염 치료의 기본은 피부 보습이다. 피부에 지나친 자극이 되는 환경을 회피하는 것 또한 매우 중요하다. 장시간의 목욕, 수영은 바람직하지 않으며 사람마다 그 원인은 다르지만 피부에 자극이 되는 물질(알레르겐=Allergen)을 알아두고 이를 피하는 것이 도움이 된다. 예를 들어 집 먼지, 이불에 서식하는 진드기, 견과류 등과 같은 알레르기성 물질에 노출을 피하는 것이다. 또한 스트레스 등을 줄이는 것도 아토피 피부염을 호전시키는 데 도움이 된다.

아토피 치료제로는 국소 스테로이드제, 국소 면역조절제[10], 항히스타민제 등이 널리 쓰이며 그 외에 사이클로스포린 같은 면역조절제 등이 치료에 적용되나 효과 대비 부작용이 심해 선별적으로 사용된다. 일부에서 프로바이오틱스(유산균)가 효과가 있다고

---

10) 프로토픽 연고(Tacrolimus), 엘리델 크림(Pimecrolimus)

하지만 널리 사용되고 있지는 않은 것 같다. 최근 면역 억제제로 듀피젠트 같은 약물이 사용되는데 치료 효과는 좋으나 고가의 약이어서 널리 쓰이기는 한계가 있다.

아토피 피부염은 유소아기에 주로 발생하여 90% 이상 성인이 되기 전 좋아지지만 치료가 안 되는 경우에는 완치가 어려워 근거 없는 민간요법과 여러 치료법이 난무하는 것이 사실이다. 검증되지 않은 방법보다는 많은 임상을 통해 인정되고 있는 위에 열거한 방법들로 치료할 것을 권한다. 전문 피부과 의사와 상담하고 추천하는 치료를 하는 것이 시간과 경제적인 손실을 줄이고 환자가 아토피의 고통에서 빨리 벗어나는 길임을 명심하길 바란다.

건선 Psoriasis

건선은 비교적 경계가 명확한 홍반과 인설을 동반하는 피부 질환으로 주로 팔꿈치, 무릎 등의 관절의 앞쪽과 이마, 두피, 엉덩이, 목에 발생한다. 지루성 피부염이나 아토피 피부염, 피부 진균증과의 감별이 필요하나 두꺼워진 피부와 비늘 껍질 같은 인설[11], 명확한 경계 등 특징적인 육안 소견으로 진단이 가능하다. 육안으로 감

---

11) 피부의 각질화된 상피세포.

별이 어려울 경우 조직 검사를 통해서 진단할 수 있다.

인구의 1~4%가 이 질환에 걸리고 백인종이나 고위도 지역에 사는 사람에게서 유병률이 높다. 우리나라의 경우 1% 정도가 건선 환자로 추정되고 있어 비교적 흔한 피부 질환이라 할 수 있다.

건선의 원인은 현재까지 연구에 의하면 면역학적 이상으로 발생한다는 것이 정설이며 그 외에 외상이나 스트레스, 바이러스 감염, 약물 등의 요인에 의해 악화된다고 알려져 있다. 유전병이라 할 수는 없으나 20% 정도에게 가족력을 보이며 부모가 모두 건선이 있으면 자녀가 건선에 걸릴 확률이 40%까지 보고된다.

건선 환자는 각질 형성 세포가 정상인보다 6~8배 이상 빨리 증식해 비정상적인 각질이 쌓이며 흰색의 인설을 형성하고 두꺼워진다. 이러한 면역학적 이상을 조절하는 것이 건선 치료의 핵심이기도 하다.

최근의 여러 연구에서 건선이 피부에 국한된 질환이 아니라는 게 밝혀졌다. 심혈관계 질환, 대사증후군, 건선 관절염 등의 발생이 건선 환자에게서 많이 발생하기 때문이다. 그렇기 때문에 단순 피부 질환으로 방치하기보다는 적극적인 치료가 필요하다.

건선의 종류는 판 모양의 판상 건선이 가장 흔하며, 물방울 건선, 홍피성 건선, 농포성 건선이 있고 건선의 종류와 상태에 따라 치료 방법과 예후가 차이가 날 수 있다. 치료는 국소 도포제, 광선 치료, 면역 조절제와 생물학적 제제가 있으며 일반적으로 열거한 순서대로 치료에 적용하고 있다.

국소치료제는 스테로이드와 비타민D제제가 주로 쓰인다. 잘만 사용하면 대부분의 초기 건선은 치료가 되는데 장기간 사용해야 하는 점과 스테로이드가 피부위축과 혈관 확장 등의 부작용이 있다는 이유로 치료를 미루어 초기에 치료 기회를 놓치는 경우가 많아 안타깝다. 국소 도포제가 효과가 없을 경우, 광선치료를 하게 되는데 선택적 UVB 혹은 엑시머 레이저가 주로 이용되며 주 2회 치료를 요한다. 이런 치료도 효과가 없을 때 사이클로스포린, 메토트렉세이트(MTX) 같은 면역 조절제를 사용하게 되는데 장기간 사용 시에 면역 기능 감소로 인한 여러 부작용이 생길 수 있는 문제점이 있다.

최근에 나온 치료법으로 생물학적 제제가 주사제로 사용되는데 고가이면서 이 또한 면역 기능을 떨어뜨리는 문제가 있어 치료 전에 잠복 결핵, 간염 등의 염증성 질환이 있는지를 검사하고 문제가 없으면 사용해야 한다. 6개월 이상 오래된 심한 건선이면서 면적이 전체 체표면적의 10% 이상이고 광선치료와 전신경구제를 3개월 이상 치료 후에 효과가 없을 때 선택적으로 보험 적용이 되니 참고하기를 바란다.

생물학적제제는 다른 자가 면역 질환인 류마티스 환자에도 효과적으로 사용되고 있으며 건선 치료에 획기적인 제제임은 확실하다. 이러한 치료제와 함께 생활 습관의 교정도 매우 중요하여 피부 보습에 신경 써야 하고 스트레스, 과로, 감염 관리가 매우 중요하다. 또한 흡연과 음주도 질환을 악화시킬 수 있어 피해야 한다.

건선을 심하게 장기간 앓고 있는 환자들은 종종 원만한 대인관계가 어려워 사회적으로 적응에 매우 힘들어하며 종종 우울증까지 동반되기도 한다. 건선은 아토피 질환과 함께 현대의학으로 완치가 어려운 질환이지만 초기에 국소도포 연고제만 발라도 대부분 증상이 개선된다. 또 최근에 개발된 치료제의 효과가 우수하여 심한 건선은 찾아보기 힘들어지고 있으므로 건선이 의심되는 환자는 처음부터 피부과 전문의를 찾아 정확한 진단을 받고 꾸준히 치료받는 것이 매우 중요한 질환임을 명심해야 한다.

변기는
건강을 말한다

과거 조선의 임금은 매일 매화틀이라는 임금 전용 변기에 용변을 보았다. 임금이 용변이 끝나면 임금 용변 전담 나인이었던 복이나인이 매화틀을 들고 궁중 병원인 전의감으로 뛰어갔다. 그럼 어의들이 임금의 변을 색깔, 형태, 냄새, 심지어 맛을 보기도 하며 임금의 건강을 다각도로 분석하였다. 당시 임금의 건강은 곧 나라의 존폐와 연결이 되는 때이니 건강의 척도인 용변을 분석하는 것은 너무도 당연한 일이었다.

비록 우리의 용변을 매일 관찰하고 분석해주는 전담 어의는 없지만 스스로라도 자신의 상태를 매일 확인해 보는 것이 좋다. 특히 변의 색은 장기의 출혈뿐만 아니라 간 질환과 관련이 있고, 소변은 신장, 요로와 간 질환과 관련이 있으니 평소와 다른 이상이 확인되면 바로 병원을 찾아야 한다.

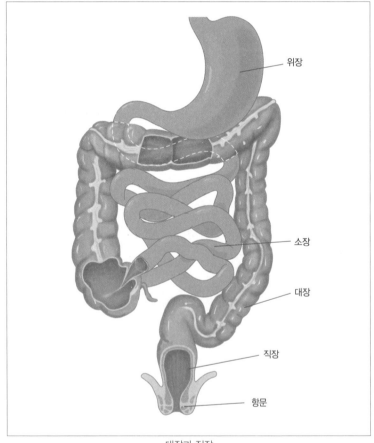

위장

소장

대장

직장

항문

대장과 직장

혈변 Hematochezia

혈변은 비교적 선홍색 또는 적갈색의 피가 대변 속이나 주변에 묻어 나오는 것을 말하며 보통 대장, 항문 드물게 소장 등의 하부위장관에서 발생한 출혈로 생긴다. 원인은 대장의 혈관 이상이나 대장게실 출혈, 대장암, 궤양성 대장염과 크론병 같은 염증성 장 질환, 대장 용종 절제술 후 출혈, 치핵, 치열 등에 의해서도 생길 수 있다.

이 중에 치핵에 의한 출혈이 가장 흔한데, 배변 시 변기에 선홍색 피가 보이고 경우에 따라서는 피가 뿜어져 나올 정도로 보이게 출혈하는 경우도 있다. 이때는 하루 2~3회 따뜻한 물에 좌욕하고 변비를 예방하기 위해 식이섬유를 충분히 섭취하면서 정맥순환제 등을 복용하면 대부분 수일 내에 출혈이 멈춘다.

좌욕이나 정맥순환제를 복용해도 혈변이 계속되거나 대량 출혈을 보이면 반드시 병원을 방문해야 한다. 이런 경우 대장내시경, 혈관조영술, 방사선동위원소 스캔 등을 시행해 출혈 지점을 찾는 것이 중요하다. 그러나 이는 항문 출혈을 주소로 내원하는 환자의 극히 일부분에 해당되, 혈변 증상을 호소하는 환자를 자주 접하는 의사도 경험이 많지 않을 정도로 흔하지는 않다. 그럼에도 치질에 의한 출혈이 아니라면 일단 심각한 질환이라고 생각하고 바로 병원을 방문해 원인을 찾아 근본적인 치료를 해야 한다.

흑변 Melena

흑변은 자장면 소스처럼 검은색의 변을 보는 것을 말하고 식도, 위, 십이지장 등 주로 상부 위장관의 병변에서 관찰되며 위염, 위 십이지장 궤양, 간경변에 의한 식도정맥류 등에 의해서 발생하는 출혈로 생긴다. 혈액 내의 헤모글로빈과 위산이 만나 반응하여 헤마틴(Hematin)이 형성되고 이것이 어두운 색의 흑변을 만들게 되는 것이다.

상부위장관의 출혈이라도 짧은 시간에 대량의 출혈이 발생하게 되면 흑변보다 밝은색의 혈변의 형태로 나타날 수 있어 하부위장관의 출혈로 오인할 수도 있다. 그러나 이때는 대량 출혈로 인한 창백, 어지럼증, 저혈압, 빈맥 등의 증상이 동반되므로 응급치료를 해야 하는 위급하고 위중한 상황임을 알아야 한다.

필자가 외과 의사로 대학병원 수련의 시절에 소화기 내과 내시경실에 파견된 적이 있다. 당시 근무 중에 식도정맥류 출혈, 위궤양 출혈 등으로 내원한 환자를 응급으로 내시경 검사를 시행하여 출혈 부위를 찾아 지혈시술(혈관을 올가미나 스테플러로 직접 결찰[12] 하거나 고주파 등으로 응고시킴)을 하는 상황을 여러 번 경험했다.

---

12) 지혈 등의 목적으로 혈관 등을 동여매어서 내용물이 통하지 않게 하는 것.
13) 혈압, 맥박, 호흡수 등을 측정한 값. 이 수치를 통해 건강 상태를 확인한다.

실제로 내과에서는 활력징후[13]의 변화를 동반한 상부위장관출혈은 급성 심근경색 다음으로 응급치료를 요하는 질환이다.

물론 흑변이 보이더라도 모두 병적인 것은 아니며 철분제제가 많이 함유되어 있는 시금치나 선지, 순대 등의 음식물과 철분, 비스무스제제와 같은 약물을 복용해도 흑변을 보일 수 있다. 다만 혈변과 흑변은 일부 음식과 약 등에 의해서 생기는 것 이외에는 거의 보존적인 방법에서 수술적인 방법까지 다양한 치료가 필요한 질환이고 자칫 시간을 놓치면 쇼크로 사망에 이르는 치명적인 질환일 수 있다. 변에서 피가 보이면 먼저 병원에 내원하여 출혈의 원인을 찾아보는 것이 매우 중요하다.

요로감염 Urinary tract infection

50대 중반의 여성이 병원에 찾아왔다.

"이틀 전부터 온몸이 아프고 열도 나더니, 오늘 아침에는 구토까지 해서 왔어요. 어제 집 앞에 있는 소아과를 갔었는데, 감기 같다며 해열제를 처방해주더라고요. 그런데 약을 먹으면 증상이 좋아졌다가 약 기운이 떨어지면 오한도 나고 열이 심해요."

체온을 재어보니 40℃, 고열이었다.

"감기는 아닌 거 같고 일단 가슴 사진하고 혈액 검사와 소변 검사를 하고 오세요."

검사를 마치고 온 환자의 복부를 촉진[14]하고 청진[15]했지만 별다른 이상이 없었다. 그러다 우측 옆구리를 타진[16]하자 환자가 비명을 질렀다.

"아악! 선생님, 옆구리 쪽 건드리지 마세요! 너무 아파요."

"급성 신우신염 같네요. 입원해서 빨리 항생제 치료하지 않으면 위험할 수도 있어요"

"선생님, 제가 입원할 형편이 안 돼요. 그냥 선생님이 여기서 치료해 주세요."

입원해서 치료해야 하는 상황이었지만, 환자의 상황이 여의치 않았다. 어쩔 수 없이 보호자에게 설명하고 수액 치료와 항생제 치료를 하였다. 다행히 치료 하루 만에 열이 내리는 등 증상이 개선되었다. 이후 2주간 통원하며 치료와 검사를 시행하여 완치되었다.

요로감염은 신장, 요관, 방광과 요도에 이르는 소변이 만들어지고 지나는 요로에 세균이나 바이러스에 의해 감염되어 나타나는

---

14) 손으로 만지면서 진찰하는 행위.
15) 청진기로 들으면서 진찰하는 행위.
16) 손이나 기구를 이용하여 두드리면서 진찰하는 행위.

비교적 흔한 비뇨기 질환이다. 증상은 배뇨 장애, 고열, 요통, 소화기 증상 등의 다양한 임상 증상을 보인다. 특히 소아는 원인을 알수 없는 열의 20%가 요로감염에 의한 것으로 보고되고 있다. 또한여성의 절반 정도가 평생 방광염에 한 번은 걸리는 것으로 알려져있다.

요로감염은 대부분 환자가 해당하는 단순 요로감염과 요로의

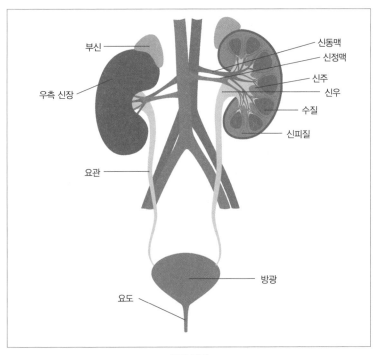

요로 구조

기형이나 폐색, 당뇨와 같은 기저 질환이 있을 때 발생하는 복잡성 요로감염으로 구분한다. 또한 요관과 신장에 염증을 일으키는 상부 요로감염과 방광과 요도에 염증을 일으키는 하부 요로감염으로도 나누는데 대부분이 하부 요로감염이다.

요로감염의 원인은 대부분 장내세균이며 그중에 80% 이상이 대장균으로 알려져 있다. 여자가 남자보다 월등히 많이 발생하는데 이유는 여자의 요도가 남자보다 짧으며 항문과 질 가까이에 있어 균에 감염될 기회가 많기 때문이다. 또한 폐경 후에는 여성호르몬이 줄어들며 질 내 환경이 균 증식이 용이하게 되어 감염의 기회 또한 증가하게 된다.

감염 부위에 따라 요로감염의 증상이 다른데, 상부 요로감염인 신우신염은 고열과 오한, 전신통과 옆구리 통증이 있으며, 오심, 구토 등의 소화기 증상으로 나타난다. 증상이 열감기나 다른 소화기 질환과 비슷하여 오인하는 경우도 있다. 하부 요로감염인 단순 방광염이나 요도염은 배뇨통, 잔뇨감, 혈뇨, 빈뇨 등의 증상이 있으며 열은 일반적으로 나타나지 않는 것이 특징적이다.

진단은 단순 요검사와 배양 검사를 시행하며 필요한 경우 초음파나 CT 등을 시행하기도 한다. 대부분 임상 증상, 병력 청취와 함께 소변 검사를 통해 백혈구와 세균의 존재를 확인하는 방식으로 진단할 수 있다.

일반적으로 검사 결과를 확인하기 전에 경험적인 항생제 요법을 미리 시행하는데 일주일 내에 증상이 대부분 없어진다. 약물에 반응이 없는 경우 항생제에 내성이 있을 가능성이 있으므로 뇨배양 검사를 통해 감수성 있는 항생제를 선택하여 사용하여야 한다.

고열이 동반되는 신우신염의 경우 소변과 혈액의 배양 검사가 필요하며 혈액 배양에서 균이 배양되면 패혈증의 가능성이 있어 감수성 있는 항균제를 2주간 써야 한다.

치료 후에도 계속 재발하는 요로감염은 해부학적인 비뇨기기형이나 요폐색 등의 기질적인 원인을 찾아보아야 한다. 이런 경우 항생제 내성균의 출현 가능성 있어 배양 검사를 통해 적절한 항생제를 충분한 기간 쓰는 것이 바람직하다. 우리나라를 포함한 일부 국가에서 재발성 방광염의 예방 목적으로 면역증강제[17]를 1일 1회 3개월간 복용하는 것이 일반적이다. 당뇨 비만 등의 기저 질환의 철저한 관리 또한 예방에 중요하다.

요로감염은 원인균 대부분이 장내세균이므로 배변 후 앞에서 뒤로 닦는 습관과 성교 후 소변을 보는 습관, 소변을 참지 않는 습

17) 주로 유로박솜을 사용한다.

관, 충분한 수분 섭취를 통한 배뇨량의 증가 등 비교적 간단한 생활 수칙만 지켜도 예방이 가능한 질환이다.

또한 증상 초기에 병원을 방문하여 검사하고 치료하면 쉽게 해결되는 질환임을 다시 한번 강조하며 특히 여성들은 사소한 요로 감염이 초기 치료가 늦어지면 패혈증과 같은 심각한 합병증이 발생할 수도 있음을 명심해야 할 것이다.

내손으로 먹게 되는 독,
식중독

1975년 일본 국적의 비행기 안에서 벌어진 일이다. 도착지인 코펜하겐에 도착하기 90분 전, 평화로운 아침 식사가 제공되었다. 그러나 식사 후 1시간 정도 지나자 200명에 가까운 사람들이 심각한 복통과 메스꺼움을 호소했다. 그리고 코펜하겐에 도착하자마자 병원으로 직행한 그들 중 144명은 입원이 필요할 정도로 상태가 심각했다. 무슨 일이 있었던 것일까.

사건을 조사한 결과 이들은 모두 아침 식사로 오믈렛을 선택한 이들이었다. 그리고 이들의 식사를 만든 요리사는 당일 손가락에

부상이 있었는데, 이를 통해 음식에 포도상구균이 감염된 것이었다. 더구나 이후 제대로 냉장 보관을 하지 않아 균이 빨리 증식하여 장독소를 생성해서 승객의 배 속으로 들어가게 된 것이다. 불행 중 다행은 당시 기장이 오믈렛을 먹지 않고 스테이크를 먹은 덕에 승객이 안전하게 착륙할 수 있었다는 점이다.

이 사건 이후, 식중독의 위험성을 새삼 깨달은 항공계는 만약의 사태를 대비할 수 있도록, 기장과 부기장은 서로 다른 메뉴의 식사를 하도록 하는 규칙이 생겨 지금까지도 이어지고 있다.

세계보건기구(WHO)에서는 식중독(Food poisoning)을 식품이나 물 섭취로 발생하는 감염성 또는 독소형 질환으로 정의한다. 성인의 경우, 대부분 음식 섭취와 연관이 있어, 소장, 대장에 염증이 있는 상태를 말하며 '장염'을 거의 같은 의미로 쓰고 있다.

식중독은 미생물에 의한 식중독과 화학물질에 의한 식중독으로 나눌 수 있으며 가장 흔한 식중독은 세균성 식중독이다. 최근 비교적 위생 관념이 좋아져서 상대적으로 바이러스에 의한 식중독이 증가하는 추세이다.

대부분의 식중독은 미생물 또는 독소를 섭취하면 보통 2시간에서 2일 정도의 잠복기를 거쳐서 설사, 복통, 구토 등을 유발하며 열을 동반한다. 대부분 3~4일 후 자연 회복되지만 환자의 상태나 원인에 따라 치사율이 높은 경우도 있다. 아주 당연한 이야기이지만 식중독은 조리자와 음식을 먹는 사람이 손을 잘 씻고, 조리된 음식을 상온에 장시간 보관하지 않도록 주의하며, 섭취할 때 높은 열로 가열해서 먹으면 대부분 예방할 수 있다. 그러나 현재도 여전히 그 발병률이 높아, 임상에서 가장 흔히 볼 수 있는 식중독을 중심으로 임상증상과 치료, 예방 등에 관해 알아보겠다.

포도상구균 Staphylococcus 식중독

앞서 이야기한 일본 항공사의 사건이 바로 이 포도상구균 식중독에 의한 것이다. 이 식중독은 황색 포도상구균에 의해 생산된 장독소(Exotoxin)에 의해 발생하며 조리자에 의해 감염된 음식물을 실온에서 장시간 보관하면 발생하기 쉽다.

이 균이 만든 장독소는 100℃에서 30분 가열해도 파괴되지 않아 익혀 먹었다고 안심할 수 없다. 섭취 후 1~2시간 내 수액성 설사와 복통 등을 동반하며 하루 이틀 만에 회복되는 경향이 있다. 국내에서도 잔치나 야유회 등 제대로 음식 보관이 어려운 상황에서 음식 섭취 후에 많이 발생한다.

살모넬라 Salmonella **식중독**

주로 닭과 같은 가금류 등이 흔한 오염원이다. 달걀 껍데기 등이 오염되어 있는 경우가 대부분이지만 닭 자체가 감염된 경우, 알 전체가 오염원일 수 있다. 다행히 열에 약해 저온 살균, 65℃에서 30분 가열만 하면 예방이 가능하다.

하지만 음식 조리과정에서 2차 오염이 문제 될 수 있으므로 식재료나 칼, 도마, 행주 등을 관리할 때 주의가 필요하다. 최근 반려동물 등이 오염원인 경우도 있어 동물을 만진 후에는 반드시 손 씻는 습관을 생활화하는 게 중요하다.

비브리오 Vibrio **식중독**

여름철에 어패류를 익히지 않고 먹어서 발생하는 경우가 많아 간혹 뉴스에도 보도되는 식중독이다. 대부분 장염 비브리오균에 의해 발생한다. 이 균은 수온이 20℃ 이상의 바닷물에서 활발히 증식하고 낮은 온도에서는 증식이 되지 않는 특징이 있다. 열에 약해 60℃에서 15분이면 사멸되고 100℃에서는 수분 내에 사멸된다.

보통 어패류나 감염된 해산물을 생식하고 12시간 정도 경과 후심한 설사와 복통을 호소하며 3일 정도 후 자연 회복되지만 간, 신장 등에 만성 질환이 있거나 노약자의 경우 치명적인 경우도 있을 수 있어 병원에서 수액치료 등 적극적 치료가 필요할 수도 있다.

대장균성E.coli 식중독

대장균은 장에 일반적으로 존재하는 균이다. 보통은 질환을 일으키지 않으나 일부 병원성 대장균에 의해 식중독을 일으키게 된다. 특히 O-157균의 경우 출혈성 장염을 유발하고 전염성이 매우 강하며 사망률도 높아 법정 전염병으로 지정되어 있다. 매스컴에서 학교 단체 급식 후에 단체 발병했다는 뉴스가 종종 나오는데 이것이 O-157 대장균에 의한 식중독이다. 병원성 대장균은 동물, 사람, 자연환경에 널리 분포하고 있고 단체급식이나 도시락 등에 많이 사용되는 햄, 치즈, 소시지, 두부 등의 식재료에 오염된 경우 집단 발병하는 특징이 있어 특히 주의가 필요하다.

클로스트리디움Clostridium 식중독

생존하기 위해 공기가 필요한 균을 호기성균(Aerobic bacteria)이라 하며 공기가 필요 없는 균을 혐기성균(Anaerobic bacteria)이라 한다. 클로스트리디움균은 혐기성균으로 보툴리눔균과 웰치균이 있다.

오래된 통조림이나 소시지 등을 먹은 후 마비 증상을 일으키게 되는 것이 신경 독소가 있는 보툴리눔균 때문이다. 이 균이 생성한 독소는 국소적으로 이용하기도 하는데, 그것이 바로 피부 주름 개선 목적으로 성형외과, 피부과 등에서 사용하는 보톡스 주사다. 웰치균은 다량의 음식을 만드는 곳에서 조리 후 남은 음식을 보관하면서 발생하는 경우가 많으며 소고기, 닭고기 등 육류가 주 오염원이다. 음식 섭취 후 수액성 설사와 복통을 동반하지만 보통 열은 없다.

노로바이러스Norovirus 식중독

겨울철 식중독의 가장 대표적인 원인이며 다른 식중독에 비해 상대적으로 선진국에서 많이 발생하는 특징이 있다. 노로바이러스에 오염된 음식물을 익히지 않고 먹을 때 발생한다. 섭취 후 24~48시간 지나 구토, 복통, 설사와 발열 등을 동반하며 보통 3일 정도 후에 자연 회복된다. 노로바이러스 장염을 예방하기 위해서는 외출이나 화장실 사용 후 손을 깨끗이 씻고 음식물을 익혀 먹으며 채소 등은 흐르는 물에 충분히 씻은 후에 섭취하는 것이 중요하다.

기타 식중독

앞서 언급한 식중독은 세균, 독소, 바이러스에 오염된 음식을 섭취해서 발생하는 질환이며 대부분의 식중독이 여기에 속한다. 그 외에 흔하지는 않지만 치명적인 자연독 같은 화학물질에 의한 식중독이 있다. 대표적으로 복어 내장에 함유된 테트로도톡신, 유독성 플랑크톤이 축적된 조개를 섭취하여 발생하는 식중독이 있으며, 식물의 경우 독버섯, 감자에 싹이나 파랗게 변한 부분에 있는 솔라닌, 아플라톡신, 오클라톡신 등의 곰팡이 독소 등이 식중독을 일으키게 된다. 노로바이러스를 제외한 대부분의 식중독균은 4℃ 이하나 60℃ 이상에서는 증식하지 않으며, 35~36℃에서 증식을 많이 한다. 여름철에는 습하고 높은 기온으로 식중독이 많이 발생하므로 먹다 남은 음식은 되도록 버리고 보관을 철저히 하는 것이 중요하다. 또한 대부분의 전염성 질환을 가장 손쉽게 예방할 수 있는 손 씻기 등 개인위생을 철저히 하는 것이 중요하다 할 수 있겠다.

식중독 예방 3대 요령

- 하나, 손 씻기
  외출 후나 반려동물을 만진 후 그리고 식사 전에는 손을 비누로 깨끗이 씻어요.

- 둘, 익혀 먹기
  음식물은 꼭 익혀서 먹어요.

- 셋, 끓여 먹기
  음식물을 상온에 보관하지 말고, 물이나 국물류를 먹을 때는 꼭 끓여서 먹어요.

제 2장

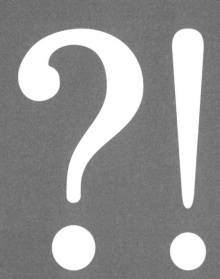

건강한 사람이 따르는
사소한 건강 법칙

침묵의 살인자,
허혈성 심장 질환

우리의 심장은 늘 힘차게 펌프 작용을 하여 전신에 산소와 영양분을 공급한다. 그런데 허혈성 심장 질환은 혈류부족으로 심장 대부분을 이루고 있는 근육에 산소와 영양 공급이 안 되어서 발생하게 된다. 관상동맥의 죽상경화증[18]에 의해 주로 발생한다. 대표적인 질환으로 협심증(Angina pectoris)과 급성 심근경색(Acute myocardial infarction)이 있다.

---

18) 동맥경화증이라고도 불리며 혈관벽 내부에 콜레스테롤이 쌓여 혈관을 좁아지게 만드는 전신성 질환.

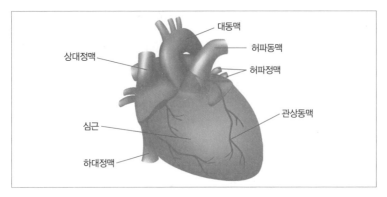

심장의 구조

허혈성 심장 질환의 주원인이 되는 동맥경화는 과거 노화 등으로 신체 기능이 떨어지는 중년 이상의 고령층에게서 주로 나타났다. 하지만 최근 식생활의 서구화와 스트레스, 운동 부족으로 비만 인구가 늘면서 젊은 층에게서도 종종 발병하기도 한다.

협심증

협심증은 가슴을 조이는 듯한 통증을 일으키는 경련성 통증을 보이는 질환이다. 주로 심장이 있는 왼쪽 가슴과 위가 있는 가슴이나 상복부 등에서 주로 나타나지만, 왼쪽 어깨, 목, 턱에서도 통증이 발생할 수 있다. 이러한 증상은 자칫 소화기나 정형외과적 질환으로 오인하는 때도 있으니 세심한 평가가 필요하다.

협심증이 발생하게 되는 주요 원인은 관상동맥이 막히기 때문인데, 이는 보통 50%까지 막혀도 증상이 없을 수 있다. 그러니 증상이 발생한다면, 동맥경화가 상당히 진행되었을 가능성이 높다. 동맥경화를 일으키는 4대 위험인자로 흡연, 고혈압, 당뇨, 고지혈증을 꼽는다. 이외에도 비만, 운동부족, 스트레스 등도 위험인자이다. 협심증으로 진단받았거나 가족력 있는 환자의 경우 반드시 금연하여야 하며 동반 질환이 있으면 같이 치료해 주어야 한다.

협심증의 치료는 좁아진 혈관을 넓혀주는 그물망인 스텐트를 삽입하는 스텐트 시술과 약물치료가 기본이다. 약물은 심장의 산소소모를 줄여주거나 관상동맥을 확장 시켜주는 약물을 기본으로 아스피린, 클로피도그렐 같은 항혈소판제 등을 지속적으로 복용해야 한다.

협심증은 크게 안정형(Stable) 협심증과 불안정형(Unstable) 협심증으로 나눌 수 있다. 안정형 협심증은 휴식 시에는 발생하지 않다가, 운동 등으로 심장근육에서 산소가 매우 필요할 때 혹은 스트레스 등으로 관상동맥의 수축 혹은 연축(Spasm)[19]으로 인해 상대적으로 혈액이 부족하여 발생한다. 흉통이 대표적인 증상이지만

---

19) 갑작스러운 근육의 수축으로, 운동할 때 사용하는 근육 외에도 심장, 내장, 혈관 등에도 나타날 수 있고 통증을 동반하기도 한다. 본인의 의지와는 관계없이 발생한다.

상복부나, 어깨, 목, 턱에서 통증이 발생하기도 한다. 안정형 협심증은 증상 지속시간이 비교적 짧고 휴식을 취하거나 혈관 확장제인 니트로글리세린을 투여하면 2~5분 내로 증상이 사라진다.

진단은 환자에 대한 자세한 문진이 중요하며 심전도, 혈액 검사, 운동 부하 검사, 심장 초음파, 심장 3차원 CT 검사 등을 진행하기도 한다. 또한 관상동맥 조영술로 병변이 있는 혈관의 위치와 정도를 확인하여 바로 좁아진 혈관을 확장하고 스텐트 삽입술까지 시행할 수 있다.

불안정형 협심증은 휴식을 취할 때도 흉통이 발생할 수 있으며 보통 15분 이상 비교적 오랜 시간 동안 증상이 지속되는 특징이 있다. 또한 휴식을 취하거나 혈관 확장제를 투여해도 나아지지 않는다. 동맥경화증이 안정형 협심증에 비하여 심각한 수준인 경우가 많다. 이런 환자들은 보통 좁아진 혈관 내벽이 갈라지면서 급성으로 혈전[20]이 생겨 관상동맥을 막아서 발생한다. 때에 따라 급성 심근경색이나 심실세동[21] 같은 치명적인 질환으로 진행되어 목숨이 위태로울 수 있다.

이 외에 이형성(변이형) 협심증이 있다. 주로 야간이나 새벽의 휴식 중에 비교적 심한 가슴 통증으로 나타난다. 관상동맥의 경화증과 상관없이 일시적인 혈관의 수축(경련)으로 발생하며 니트로글리세린으로 증상이 호전된다. 흡연하는 남성에게서 많이 발생하는 것으로 알려져 있다.

이처럼 협심증은 고혈압, 당뇨와 고지혈증 등의 기저 질환에 대한 철저한 관리와 규칙적인 운동이 필수적이며 반드시 금연을 해야 한다는 것을 다시 한번 강조한다.

급성 심근경색 Acute myocardial infarction

급성 심근경색은 관상동맥이 완전히 막혀 발생한다. 관상동맥이 막히면 심장의 펌핑 기능이 망가져 심부전[22]이 오고 폐울혈[23]과 부정맥[24]이 발생하여 사망하게 되는 무서운 질환이다. 심장근육은 끊임없이 수축하고 그 과정에 많은 산소와 영양분을 공급받아야 하는 장기이다. 이러한 심장에 혈액을 공급하는 혈관이 막혀 갑자기 혈액 공급이 중단되면 해당 혈관으로부터 혈액을 공급받는 근육은 수 시간 안에 괴사하여 기능을 못 하게 된다. 그렇게 되면 심

---

20) 혈액이 굳어서 된 작은 덩어리.
21) 심장의 아래쪽에 해당하는 심실이 불규칙적으로 수축하는 질환이다. 이렇게 되면 심장의 펌프 기능이 마비가 되어 몸 전체에 혈액과 산소 공급이 원활하게 이뤄지지 않아 자칫 사망에 이를 수 있다.
22) 심장의 기능이 떨어져 혈액을 내보낼 수 없게 되어 폐의 혈류량이 증가하여 붓고 이로 인해 쉽게 숨이 차는 증상을 보이는 상태.
23) 폐가 부은 상태.
24) 심장근육의 이상으로 심장이 불규칙하게 뛰는 상태.

장에서 혈액이 나가지 못하고 부푸는 심부전에 빠지게 된다.

　심근경색의 중요한 증상은 흉통으로 보통 30분 이상 지속되며 이런 증상은 환자의 70% 이상에게서 발생한다. 통증은 어깨, 팔, 목, 턱, 상복부 등으로 퍼지기도 하며 호흡 곤란과 오심, 구토 등 소화기 증상도 동반될 수 있다.

　심근경색의 통증은 안정 시에도 일어날 수 있으며 니트로글리세린으로 없어지지 않는다. 고령이나 당뇨를 앓고 있는 환자는 가슴 통증이 없이 발병하기도 하니 주의가 필요하다. 진단은 환자의 증상, 심전도와 손상된 심장근육에서 분비된 효소 등의 수치를 측정하며 심장 초음파, 심장 3차원 CT 검사도 시행한다.

　심근경색에서도 협심증에서와 마찬가지로 관상동맥조영술이

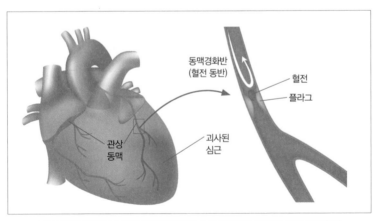

심근경색은 혈전으로 인한 동맥경화증으로 관상동맥이 완전히 막혀 발생한다.

가장 중요하다. 이때 막힌 혈관을 풍선 확장술[25]로 뚫고 스텐트를 삽입하여 혈액이 다시 흐르게 길을 만들어주어 심장근육에 산소와 영양 공급이 빠르게 재개될 수 있게 하여야 한다. 심근경색은 타이밍이 매우 중요하여 증상 발현 후 최대한 빨리 시술해야 좋은 예후를 기대할 수 있다.

협심증과 심근경색과 같은 동맥경화로 인한 허혈성 심장 질환은 약물치료나 스텐트 삽입술 등으로 치료할 수 없는 경우 관상동맥 우회술과 같은 수술적 치료가 필요할 수 있다.

허혈성 심장 질환은 평소 동맥경화증을 유발하는 기저 질환을 철저히 다스리고 규칙적인 운동, 금연, 적정 체중 유지와 식단관리를 통해 예방이 가능한 질환임을 명심하고 꾸준하게 실천할 것을 다시 한번 당부한다. 최근 평소에 없던 약간의 흉통이 가끔 주기적으로 발생하거나 안정 시에도 지속되는 흉통이 있는 경우 지체하지 말고 병원을 방문해야 한다.

---

25) 확장이 필요한 혈관, 장기 등에 의료 풍선을 삽입한 뒤 공기를 주입하여 내경을 확장하는 시술

골든 타임을 놓치지 마라,
허혈성 뇌혈관 질환

뇌로 공급되는 혈관은 크게 좌우측목 부위에 두 개의 경동맥 (Carotid artery)과 척추를 통해 주행하는 추골동맥(Vertebral artery)이 있다. 뇌 기능은 이 혈관들에 의해 혈액을 공급받아 유지된다. 그런데 이 혈관들의 분지동맥[26]에 동맥경화(죽상경화)가 진행되고 혈전(Thrombus)이나 색전(Embolus)[27]이 만들어지면 혈관을 막아 뇌에 산소와 영양이 공급되지 않아 발생하는 뇌병변이 허

---

26) 큰 동맥에서 나뉜 동맥.
27) 혈관 내를 돌아다니는 고체, 기체 혹은 액체 덩어리.

혈성 뇌혈관 질환이다.

혈전에 의한 뇌혈관 질환은 뇌로 가는 동맥에 죽상경화증이 서서히 진행되어 혈관이 막혀 나타난다. 따라서 동맥경화증이 선행되므로 뇌에 혈액을 우회적으로 공급하는 부혈관들이 발달하여 곁순환로(Collateral circulation)를 만들어 증상이 없이 진행되는 경우도 있다.

하지만 색전에 의한 경우는 대부분 심장의 부정맥, 판막 질환, 심근경색 등의 심장 질환으로 인해 뇌의 동맥이 갑자기 막히면서 발생한다. 따라서 색전에 의한 손상은 기저 혈관의 협착 없이 갑자기 혈관을 폐쇄시키므로 비가역적인 뇌 손상으로 이어지는 경우가 많다.

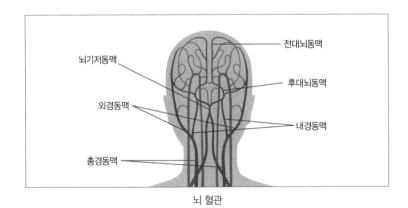

뇌 혈관

이러한 비가역적인 뇌 손상을 뇌경색(Cerebral infarction)이라 하며 우리가 알고 있는 뇌출혈과 함께 뇌졸중(Stroke)의 두 가지 원인 중의 하나이다. 한의학에서는 이를 중풍이라고 지칭하지만 뇌혈관 질환 외의 다른 질환도 포함하고 있어 엄밀하게 말하면 차이가 있다.

뇌경색과 비슷해 보이지만 시간적인 차이와 중증도에서 달라 뇌경색까지 진행되지 않은 질환으로 일과성 허혈 발작(Transient ischemic attack=TIA)과 가역성 허혈성 신경 증상(Reversible ischemic neurological deficit=RIND)이 있다.

TIA는 신경 증상이 24시간(대부분 1시간) 이내에 사라져 후유 장애를 동반하지 않고 정상으로 회복된 상태를 말하며, 뇌졸중의 전 단계로 본다. RIND는 신경 증상이 24시간에서 3주 사이에 완전히 회복되는 비교적 경증의 뇌졸중으로 분류한다. 완전히 회복되었다 하더라도 이러한 환자들은 향후 심각한 뇌 질환이 발생할 거라는 위험신호로 봐야 하며 실제로 TIA 환자의 20%는 6개월 이내에 뇌경색이 발병하는 것으로 알려져 있다.

이미 발병한 뇌경색은 CT, MRI, MRA 등으로 진단한다. 혈전이나 색전에 의한 급성 경색은 급성기의 경우, 유로키나제라는 섬유소 용해제, tPA를 혈관에 투여하거나 혈관 내 카테터를 이용한 혈전 및 색전제거술 등으로 막힌 혈관을 재개통시키면 극적인 회복을 기대할 수 있다. 간혹 한방치료나 근거 없는 민간요법에 매달려 골든타임을 놓치면 평생 신경마비 등의 장애를 남길 수 있다는 것을 명심하고 평소 기저 질환(고혈압, 당뇨, 고지혈증 등)이 있는 사람은 이에 대한 철저한 치료와 관리가 이루어져야 한다.

뇌경색은 발생 부위에 따라 의식불명, 어지럼증, 편마비, 두통, 구토, 시력장애, 언어장애 등의 다양한 증상으로 나타난다. 평소에 경험하지 못한 앞서 기술한 증상들이 갑자기 발생하면 지체말고 가까운 병원을 방문하여 허혈성 뇌 질환 유무를 감별해야 한다.

급성기 뇌경색의 치료는 절대 안정이 필요하며 저용량의 아스

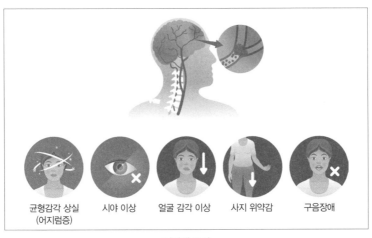

| 균형감각 상실 (어지럼증) | 시야 이상 | 얼굴 감각 이상 | 사지 위약감 | 구음장애 |

뇌경색 증상

피린이나 항혈소판제가 이 질환의 치료와 재발에 도움이 되는 것으로 알려져 있다. 뇌경색이 발병하여 편마비 등 다른 후유 장애가 발생하였다 하더라도 6개월 이상의 꾸준한 재활치료를 하면 완전하지는 않더라도 생활하는 데 크게 불편하지 않을 정도로 회복이 가능하다는 것도 알려주고 싶다.

뇌혈관을 막히게 하는 고혈압, 고지혈증, 당뇨 등의 질환을 잘 관리하고 비만, 스트레스, 흡연을 피하며 규칙적인 운동이 뇌졸중의 예방에 매우 중요하다는 점을 다시 한번 강조한다.

심근경색과 뇌졸중을
부르는 고지혈증

40대 초반의 얼핏 봐도 비만으로 보이는 여성이 병원에 남편과 함께 찾아왔다. 내원 시에 확인한 혈압이 200/100, 혈당이 400 이상이었다. 환자는 수년 전부터 고혈압과 당뇨 수치가 높다는 것을 알고 있었으나 아무런 관리나 치료를 하지 않은 상태였다.

"많이 불편하신가요?"

"별로요. 어디가 특별히 불편하지는 않은데, 그냥 늘 피곤하고 아침에 자고 나면 몸이 붓는 느낌이 있어요."

"지금 고혈압과 당뇨 수치가 아주 심한데 어떻게 관리하셨나요?"

머뭇거리는 환자 대신 보호자가 답했다.

"와이프 집안 내력에 고혈압과 당뇨가 있어요. 장인, 장모님도 모두 고혈압과 당뇨로 돌아가셨죠. 두 분 모두 약을 잘 먹었는데도 일찍 돌아가셨어요. 그래서 와이프는 치료 하나 안 하나 똑같다며 아무것도 안 하려고 해요. 오늘 제가 간신히 설득해서 데리고 왔다니까요."

"잘 생각하셨어요. 이왕 오셨으니 몇 가지 검사를 하겠습니다."

다음날, 검사 결과가 나왔다.

"음, 저밀도콜레스테롤과 중성지방이 너무 높네요. 일단 약을 복용하면서 식이요법과 운동을 열심히 해봅시다."

환자는 예상과 달리 흔쾌히 동의하며 열심히 하겠다고 했다. 그러나 이후 병원에서 그 환자를 볼 수 없었다. 대신 남편이 와서 약만 처방받아 갔다.

"부인이 식이요법을 잘 지키고, 약도 잘 복용하고 계신가요?"

"아, 그게 약을 잘 안 먹어요. 제가 신경을 쓴다고 해도 본인이 챙기지 않으니 빼먹을 때가 있더라고요. 그리고 누가 뭐 먹고 좋아졌다고 하면 그런 음식을 먹더라고요. 민간요법이라면서."

"정말 이러시면 안 돼요. 지금 이 수치가 그렇게 쉽게 생각하고 행동할 수치가 아닙니다. 자칫 합병증으로 돌이킬 수 없는 상황이 될 수 있어요. 식사나 운동 관리가 힘들다면 일단 약이라도 정확히 꼭 복용하라고 하세요. 꼭 입니다."

그 후 남편이 몇 번 더 와서 약을 타갔고 그마저도 끊기더니, 3년 정도 지난 어느 날 남편이 다른 병증으로 내원했다.

"와이프는 지금 시각장애인이 되었어요. 아무것도 보지 못해요. 그 뒷바라지 하느라 저도 정신이 없네요."

고혈압과 당뇨로 인해서 망막 합병증으로 시력을 잃어버린 것이다. 안타까웠다.

"힘내세요. 지금이라도 제때 약을 복용하시고 식단 관리도 꼭 하도록 하세요."

힘없이 돌아섰던 그 남편을 한 1년이 지나서야 다시 만날 수 있었다. 시력을 잃게 되면서 그나마 운동도 전혀 못 하고 집에서만 지내던 부인은 시력을 잃고 1년도 채 안 돼서 저녁에 수면 중 사망했다고 했다. 정확하지는 않지만 아마 심혈관 합병증으로 사망했을 것이다.

이 환자가 질환 초기에 적극적으로 약물치료를 하고 운동을 해서 적정 체중을 유지했다면 40대 중반이란 젊은 나이에 갑자기 사망하지는 않았을 것이다. 남편이 돌아가고 나 역시 생각에 잠겼다. 내가 좀 더 적극적으로 설명을 해야 했었던 것은 아닐까. 아쉬움이 많이 남는 안타까운 환자였다.

우리 몸 속 혈액 내 지질은 콜레스테롤과 중성지방으로 구성되어 있다. 이 중 콜레스테롤은 저밀도 콜레스테롤(LDL cholesterol)과 고밀도 콜레스테롤(HDL cholesterol), 초저밀도, 초고밀도 콜레스테롤로 나뉜다.

이상지질혈증(Dyslidemia)은 광의적으로 지질이 정상 수치를 벗어난 경우를 의미하며 좁게는 높은 LDL 콜레스테롤, 높은 중성지방(Triglyceride=TG)과 낮은 HDL콜레스테롤을 의미한다.

이를 일반적으로 고지혈증(Hyperlipidemia)이라 부르며 정상인보다 심근경색을 포함한 허혈성 심장 질환과 뇌졸중의 발생률을

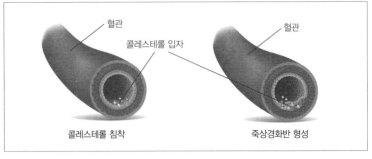

이상지질혈증

높이는 것으로 알려져 있다. 혈압과 당뇨 등의 기저 질환이 있으면, 이러한 위험도가 훨씬 높아지기 때문에 더욱 철저한 관리가 필요하다. 혈액 내 지질의 정상범위는 상식적으로 알아두는 것이 건강관리를 하는 데 도움이 된다.

혈액 내 지질의 정상범위
- 총 콜레스테롤 $200mg/d\ell$ 이하
- LDL콜레스테롤 $130mg/d\ell$ 이하
- HDL콜레스테롤 $60mg/d\ell$ 이상
- 중성지방(TG) $150mg/d\ell$ 이하

젊고 건강한 사람이 건강 검진에서 우연히 이상지질혈증이 발견되었다. 이런 경우 의사가 약물치료를 권유해도 대부분 일단 거부하거나 치료를 미루려고 하는 경향이 있다. 약제보다는 식이 조절과 운동요법 등 행동치료를 하고 안되면 약을 복용하겠다는 것이다. 매우 맞는 말이고 중요한 사실이다. 그래서 의사들도 고지혈증의 심각한 정도를 보고 치료를 권유한다.

보통 기저 질환이 없는 경우 LDL콜레스테롤이 $160mg/d\ell$ 이상, 중성지방은 $500mg/d\ell$ 이상일 때 약물치료를 권하고 그 이하는 저

지방, 저칼로리식단과 유산소운동 위주의 행동요법의 변화를 먼저 권한다. 물론 위험인자(고혈압, 당뇨, 고령, 흡연자, 비만 등)가 있는 경우엔 그 이하의 수치에도 약물치료를 권유하기도 한다.

고콜레스테롤 혈증의 치료제는 스타틴계 약물로 아트로바스타틴(Atorvastatin)[28], 로수바스타틴(Rosuvastatin)[29], 피타바스타틴(Pitavastatin)[30]이 많이 사용되며 에제티미브(Ezetimibe)가 단독으로 또는 스타틴과 복합제[31]로 쓰인다. 고중성지방혈증의 경우엔 니코틴산(Nicotinic acid)과 파이브레이트(Fibrates)제제[32]가 많이 사용된다. 최근엔 콜레스테롤과 중성지방이 모두 높은 경우에 사용할 만한 스타틴과 파이브레이트 복합제[33]가 출시되어 복용의 편리성과 효율성을 높이기 위해 사용되고 있다.

대부분의 스타틴계 약물은 안전하나 간혹 간 기능 이상과 근육통을 일으킬 수 있고 드물지만 심각한 횡문근융해증을 유발할 수 있어 주의해서 사용하여야 한다. 절대 의사의 처방 없이 임의 복용은 금물이다. 환자의 상태에 따라 다르지만 저용량으로 시작하여

---

28) 리피로우, 바스타틴 등의 상품을 주로 사용.
29) 크레스토, 리포스토정 등의 상품을 주로 사용.
30) 리바로, 피타듀스정 등의 상품을 주로 사용.
31) 애슈바, 로수젯정 등의 상품을 주로 사용.
32) 페노시드, 티지페논정 등의 상품을 주로 사용.
33) 스타펜캡슐이 주로 사용.

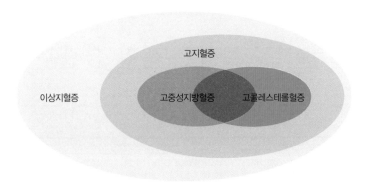

고지혈증

이상지혈증　고중성지방혈증　고콜레스테롤혈증

혈액 검사 결과 등을 확인하며 서서히 용량을 조절하는 게 안전하다. 그 외에 오메가3, 크릴오일 등이 보조적으로 사용하여 이상지질혈증에 도움이 된다는 보고들이 있다.

　고지혈증은 고혈압과 함께 증상이 없는 침묵의 질환이라 알려져 있으며, 최근 검진의 발전으로 쉽게 발견되는 질환이다. 동맥경화증으로 알려진 죽상동맥경화증을 일으키는 주원인이므로 심혈관 건강을 위해 반드시 관리해야 한다. 평상시 적정 체중 유지, 식이요법과 함께 운동을 꾸준히 할 것을 권하는 바이다.

간암 예방은
작은 생활 습관부터

40대 중반의 여자 환자가 최근 수개월 동안 발생한 체중증가와 만성피로, 식욕부진 등을 이유로 병원에 내원하였다. 병력상 고혈압과 고지혈증에 대한 약물치료 중이었으며 BMI(Body mass index)라고 하는 체질량 지수는 25로 과체중 상태였다. 음주는 1주일에 소주 한두 잔 정도였다.

필자는 간 이상이나 갑상선 질환을 의심하여 혈액 검사와 초음파 검사를 실시했고 혈액 검사에서 일명 간효소인 AST/ALT/rGT의 상승이 보였다. 초음파에서도 중등도의 지방간의 소견이 관찰

되었다. 갑상선 기능 검사와 경부초음파는 이상이 없었고 A형, B형, C형 간염도 없었다.

"지방간이네요. 식단 조절과 운동처방을 해드릴 테니 꼭 체중을 줄이셔야 합니다. 지금 심각합니다."

6개월 후에 추적 검사를 시행하였다. 10% 정도의 체중을 감량했다. 다시 시행한 혈액 검사와 초음파 검사 모두 정상으로 회복된 상태였으며, 고혈압과 고지혈증도 함께 개선되어 약물치료를 중단해도 될 정도였다.

"아주 좋아요. 약을 끊어도 되겠습니다. 대신 지금처럼 식단 조절과 운동을 지속하셔야 합니다. 멈추면 도루묵이에요."

이 환자의 경우 체중을 줄임으로써 고혈압, 고지혈증과 지방간 세 마리 토끼를 잡은 매우 운이 좋은 경우이다.

지방간 Fatty Liver

지방간은 건강 검진 환자의 30%에게 진단이 되며 비만 환자의 절반 정도에게 보일 정도로 흔할 뿐 아니라 최근에 가장 많이 증가한 질환 중의 하나다. 하지만 이 질환의 심각성에 대해 알고 있는 사람은 많지 않은 것 같다. 지방간의 30%가 지방간염으로 진행되고 그 중의 20%가 간경화(간경변)로 진행되며 간경화 환자의 10~20%에

서 간암이 발생한다는 보고가 있다. 이러한 사실만으로도 지방간
은 매우 심각한 질병임을 알 수 있다.

간은 재생이 잘 되는 장기로 절반을 절제해도 수주 내에 정상으
로 회복된다. 단일 장기로 우리 몸에서 가장 큰 장기(약 1.5kg)이기
도 하다. 여러 원인에 의해 간 무게의 5% 이상 지방이 축적되면 의
학적으로 지방간이라 정의한다.

지방간은 알코올성 지방간과 비알코올성 지방간으로 구분한다.
소주를 기준으로 남자의 경우 일주일에 3병 이상, 여자의 경우 2병
이상 마시는 환자를 알코올성 지방간으로 하고 각각 2병과 1병 이
하로 마시는데 발생한 지방간을 비알코올성으로 분류한다. 과거
에는 술이 원인인 지방간에 관심이 많고 집중적으로 연구되었으

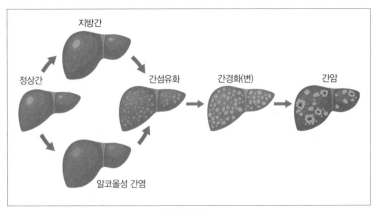

간암 진행 단계

나 최근에는 비알코올성 지방간의 유병률이 알코올성 지방간보다 많아지는 추세다.

알코올성 지방간은 염증이나 섬유화(경변)가 없을 경우 보통 2달 정도 술을 끊으면 간이 정상으로 회복되는 것으로 알려져 있으므로 무엇보다 금주가 중요하다. 그러나 알코올성 간 질환은 대부분 알코올 중독과 연관이 있어 정신과 의사와 상호 협진이 이루어져야 하는 어려움이 있어 치료가 간단하지만은 않다.

비알코올성 지방간은 비만, 당뇨, 고지혈증, 고혈압과 같은 대사 증후군과 연관이 있어 이와 같은 질환의 발생과 비례해서 증가하고 있는 추세이며, 지방간 환자가 체중의 10%만 줄이면 95% 이상이 정상 간으로 회복된다. 비알코올성 지방간을 가진 환자의 가장 많은 사망 원인은 간경화와 간암과 같은 간 질환이 아니라 뇌졸중과 심근경색 등의 심혈관계 질환으로 알려져 있다. 따라서 체중 감량과 함께 기저 질환의 관리가 무엇보다 중요하다.

주변에서 흔히 보는 혹은 내가 가지고 있을 수 있는 지방간은 금주와 체중 관리만 하면 치료되는 간단한 질환이다. 하지만 자칫 무시하고 그대로 생활하면 말기 간 질환뿐 아니라 심혈관계 합병증으로 돌이킬 수 없는 결과를 초래한다는 사실을 명심하기를 바란다.

간염 Hepatitis

간염은 바이러스나 독성물질(알코올, 약제 등)에 의해 간세포나 간 조직에 염증이 생기는 질환으로 보통 바이러스성 간염을 일컬으며 실제로 대부분이 바이러스성 간염이다. 바이러스가 발견된 순서로 현재까지 A, B, C, D, E형 간염이 있다. 이 중 임상적으로 의미 있는 간염은 A, B, C형 간염이다. A형 간염은 급성으로 진행되고 B, C형 간염은 만성 경과를 밟게 되는 차이점이 있다. 각각의 간염을 간단히 정리해 보자.

A형 간염은 바이러스에 오염된 음식이나 환자의 분변에 의해 감염되며 약 4주간의 잠복기를 거쳐 식욕부진, 고열, 몸살, 구토,

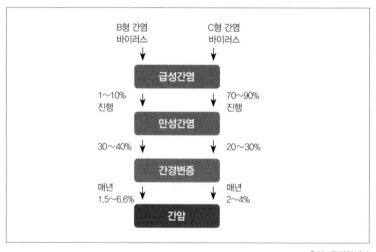

출처: 국립암센터

설사와 함께 황달 등의 증상을 보인다. 전염성 간 질환으로 증상 초기에는 심하게 열이 나는 경우가 있어서 몸살감기로 오인하는 경우도 있다.

간 효소인 AST/ALT 등의 수치(정상수치 30 이하)가 보통 수십 배 이상, 많게는 백 배 이상 증가하는 질환이다. 과거에는 어릴 때 증상 없이 A형 간염에 걸리고 나아 거의 전 국민이 항체가 있었다. 하지만 1988년 올림픽을 전후하여 전국에 상하수도가 완비되면서 어릴 때 무증상으로 걸리는 환자가 줄면서 최근에는 20~30대 젊은 층에서 A형 간염 항체 보유율이 20~30% 미만으로 감소하였다. 따라서 최근에 젊은 층에서 현증의 A형 간염이 급격히 증가하게 되었다. 보통 입원치료까지 받아야 하는 경우가 대부분이지만 3~6개월 후에는 99% 이상 완치되며 한 번 앓고 나면 항체가 형성되어 다시 발생하지 않을 뿐 아니라 만성 간염으로 진행하지 않는다. 예방 접종은 2회 접종으로 거의 모든 환자가 항체가 형성되므로 기초 접종을 하지 않은 성인의 경우 혈액 검사를 통해 항체 유무를 확인 후 음성이면 예방 접종을 하기 바란다.

B형 간염은 동양권에서 가장 많은 간염이다. OECD국가 중에서도 대한민국의 유병률이 가장 높으며 간암의 가장 흔한 원인이기도 하다. 성인의 만성 B형 간염은 출생할 때 어머니로부터 감염이

되는 주산기 감염이 가장 흔한 원인이며 이를 제외하면 감염된 혈액을 통해서 전염된다. 칫솔, 면도기 등을 함께 사용하면 안 되며, 일반적인 식사, 술자리를 통해서는 거의 전염이 되지 않는 것으로 알려져 있다. 특히 바이러스를 보유하고 있으나 간염을 일으키지 않는 건강보유자는 특별한 경우를 제외하고 전염성이 매우 약해서 사회생활이나 직장생활에 전혀 불이익이 없다는 것을 강조하고 싶다.

만성 B형 간염의 치료는 1990년대 후반 라미부딘이라는 항바이러스제가 개발되면서 획기적인 전기를 마련하였으나 장기간 치료 시에 내성 바이러스의 출현이 많아 문제가 되었다. 최근에 엔테카비어[34], 테노포비어[35] 등의 새로운 간염 치료제가 개발되어 현재까지 거의 내성 바이러스의 출현 없이 성공적으로 사용 중이다.

B형 간염을 예방하기 위해서는 3회에 걸친 예방 접종을 권한다. 1990년대부터 우리나라에서도 병원에서 출생한 모든 아기에게 B형 간염 예방 접종을 시행한다. 검진에서 우연히 B형 간염이 발견된다 해도 좋은 약제들이 개발되어 치료가 가능하니 전문의와 상의해 적극적으로 치료하기를 바란다.

---

34) 바라쿠르드
35) 비리어드

얼마 전 서울의 모 의원에서 주사기를 재사용하여 여러 명의 C형 간염 환자가 발생한 일이 있었다. 일회용 주사기를 사용해야 하는 기본적인 원칙을 지키지 않아 발생한 어처구니 없는 사건이었다. 또한 문신을 시술하는 시술자가 C형 간염이어서 문신을 시술받은 많은 사람이 C형 간염에 걸린 경우도 있었다.

C형 간염도 혈액을 통해서 감염된다. 예전에는 수혈을 통해서 많이 감염되었지만 최근에는 문신이나 피어싱, 침, 칫솔, 면도기, 손톱깎이 등의 공동 사용이나, 일부에서는 드물지만 치과 등에서의 시술 과정을 통해서도 감염되는 것으로 보고 있다. C형 간염은 증상이 없어 검진에서 우연히 발견되는 경우가 대부분이며 70% 이상의 환자가 만성간염으로 진행하는 것이 문제이다.

과거에 필자가 대학이나 전공의 수련 시절만 해도 C형 간염은 한번 감염되면 거의 불치병으로 알려질 정도로 치료가 어려웠으나 최근 바이러스의 증식을 막는 여러 약제가 개발되어 8주에서 12주간의 경구 약물치료만으로 거의 완치가 되는 기적이 일어난 질환이기도 하다.

C형 간염은 현재까지 A, B형 간염과는 다르게 예방 백신이 없어 전염 경로를 차단하는 것이 유일한 예방법이다.

알코올이 만들어내는
높은 치사율, 췌장염

췌장은 복부에 있는 비교적 작은 장기로 길이는 12~15*cm*, 무게는 80~100*g* 정도이고 노란색을 띠며 길쭉하게 생겼다. 위장의 뒤쪽, 척추(Spine) 앞쪽에 위치하여 후복막강 안에 깊숙하게 자리 잡고 있는 장기이다. 해부학적으로 머리, 몸통, 꼬리 부분으로 나누며 췌장액을 분비하는 실질조직과 이것을 운반하는 통로 역할을 하는 췌관으로 구성되어 있으며, 췌관은 담관과 함께 십이지장으로 연결되어 섭취한 음식물과 섞이고 소화작용을 하게 된다.

췌장의 기능은 탄수화물, 단백질, 지방 등 우리가 먹은 음식물을

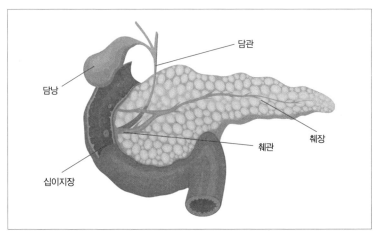

췌장의 주변 장기

소화시키기 위해 소화효소를 분비하는 외분비 기능과 인슐린, 글루카곤과 같은 호르몬을 분비하여 혈당을 조절하는 내분비 기능으로 나눌 수 있다.

췌장염(Pacreatitis), 가성 낭종, 췌장암 등의 질환을 일으키는 장기이다. 췌장암의 경우 인체에 생기는 모든 암 중에 1년 생존율이 가장 낮은 것으로 알려져 예후가 매우 좋지 않다. 자칫 때를 놓치면 치명적인 질환으로 발전하는 췌장염에 대해 급성, 만성으로 나누어 알아 보자.

급성 췌장염 Acute pancreatitis

"며칠 전부터 열이 나고 배가 아파요."

50대 남성이었다.

"술 냄새가 나는데 어제 약주 하셨나요?"

"네. 사실 제가 거의 매일 술을 마십니다. 사는 게 재미가 없거든 요. 그래서 이렇게 배가 아파도 어제도 술을 마셨습니다."

한탄하듯 말하던 환자는 몸을 웅크리며 고통스러워 했다.

"일단 여기 누우시죠."

"아이고, 배야! 아이고, 나 죽네. 선생님. 못 눕겠어요."

누워서 진찰을 하려는데, 바로 눕기도 힘들다며 괴성에 가까운 신음소리를 내었다. 상당히 심각한 상황임을 직감하였다.

"그럼 옆으로 돌아누워 무릎을 구부려 보세요."

간신히 진정을 시킨 후, 살펴보니 좌측 옆구리 쪽에 검푸른 색의 멍이 보였다.

"혹시 왼쪽 옆구리를 어디에 심하게 부딪힌 적 있으세요?"

"아니요, 그런적 없어요. 아이고, 배야."

술을 마시고 기억 못하는 것이 아닐까 의심도 되었지만, 환자의 통증 정도가 흔히 개인병원에서 볼 수 있는 정도가 아니었다. 외과 전문의인 필자의 경험상 급성 괴사성 췌장염이 강력히 의심되는 상황이었다.

"급성 췌장염 같습니다. 지체할 시간이 없습니다. 지금 바로 응급차를 타고 상급병원으로 가세요."

빠르게 전원 조치를 하였다. 그리고 몇 달 후에 그 환자는 본원에 다시 찾아와 감사의 말을 전했다.

"그때 병원에서 다들 조금만 늦었어도 생명이 위독했을 거라고 하더라고요. 선생님, 고맙습니다."

나의 판단이 생명을 살리다니 정말 뿌듯한 순간이다.

급성 췌장염은 상복부와 배꼽 주위에 지속적이며 타는 듯한 통증을 호소하는 증상이 많다. 경우에 따라 등이나 옆구리, 하복부까지 통증이 나타날 수도 있다. 똑바로 누우면 더욱 아프고 몸을 구부리거나 무릎을 굽히면 증상이 호전된다. 음식이나 알코올을 섭취하면 통증이 악화되니 금식을 해야 하며 오심, 구토와 같은 증상도 흔히 동반된다.

급성 췌장염은 음주와 담석이 가장 흔한 원인으로 80% 이상을 차지한다. 수술, 내시경 검사, 고중성지방혈증, 고칼슘혈증, 감염, 약물 등이 원인이 될 수 있다. 급성 췌장염의 진단은 전형적인 복통과 혈액 검사에서 췌장 소화효소인 아밀라제(Amylase), 리파제

(Lipase)의 수치 상승 여부와 CT나 복부초음파 등의 영상 검사를 통해서 진단할 수 있다.

실제 이런 환자를 초기 진료 시 진단이 잘못되거나 지연되면 엉뚱한 방향으로 치료하다 때를 놓쳐 예후에 안 좋은 영향을 줄 수 있다. 80% 이상의 환자는 후유증 없이 일주일 내에 잘 회복되지만, 일부에서는 앞서 소개한 환자처럼 괴사성 췌장염과 같은 중증의 급성 췌장염으로 발전하여 사망에 이를 수도 있는 치명적인 질환이기도 하다. 또 췌장액이 췌관 밖으로 누출되어 가성낭종(Pseudocyst)과 같은 합병증을 만들 수도 있다.

급성 췌장염의 원인이 대부분 알코올이기 때문에 술을 먹지 않는 것이 치료에 가장 기본이며 금식을 해서 췌장의 분비 기능을 쉬게 해 주는 것도 중요하다. 수액과 전해질, 영양분을 공급해주는 보존적인 치료로도 대부분 효과를 볼 수 있다. 또 담석이 췌관을 막아서 생긴 췌장염은 내시경을 통해서 담석을 제거해 막힌 췌관을 재개통시키면 치료된다.

평소 과도한 음주를 하거나 건강 진단에서 담석증을 진단받은 환자 중에 갑자기 상복부의 통증이 심하게 발생하거나 등 쪽으로 방사되는 경우 빨리 병원을 방문하여 췌장 전문의의 도움을 받아보기를 추천한다. 췌장은 치료 시기를 놓치면 매우 위험한 상황까지 갈 수 있다는 것을 명심하기를 바란다.

만성 췌장염 Chronic pancreatitis

급성 복통을 유발하는 급성 췌장염과는 다르게 만성 췌장염은 무
증상부터 간헐적인 복통을 호소하거나 만성적인 소화불량, 체중
감소, 설사, 식욕 저하 등의 비특이적인 증상을 보인다. 다만 만성
췌장염의 복통은 심한 경우 마약성 진통제를 써야 할 정도로 심한
상황도 자주 발생한다.

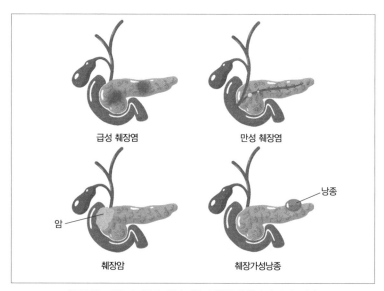

급성 췌장염   만성 췌장염

암   낭종

췌장암   췌장가성낭종

췌장염은 자칫 시기를 놓치면 매우 위험한 상황까지 갈 수 있다.

만성 췌장염은 인구 10만 명당 4~30명 정도 발생한다고 알려져 있으며, 남성에게 3배 정도 많이 발생한다. 남성에게서 많이 발생하는 이유는 음주와의 연관성 때문이라고 생각되며 실제 환자의 70% 이상이 음주와 연관이 있다고 알려져 있다.

그러나 실제로 과음하는 모든 사람 중에 단지 5% 내외에게서 만성 췌장염이 발생하기 때문에 음주 이외의 다른 요소가 관여하고 있을 거라 추측되기도 한다. 실제 만성 췌장염은 음주 외에도 흡연, 과한 고지방, 고단백 식사, 유전적인 요인 등도 관여하는 것으로 보고되고 있다. 다만 10~15% 환자는 원인을 알 수 없는 특발성 췌장염으로 분류된다.

급성 췌장염이 대부분 정상으로 회복되는 것과는 다르게 만성 췌장염은 지속적인 염증으로 췌장이 섬유화되고 내분비, 외분비 기능을 담당하는 조직이 비가역적으로 망가져서 정상적으로 회복이 되지 않는 특징을 가진다.

췌장의 주기능은 소화액과 인슐린을 분비하여 소화를 돕고 혈당을 조절하는 것이다. 그런데, 이런 췌장의 고유 기능이 망가지면 탄수화물과 지방을 분해하지 못해 설사와 지방변이 나타나고 당뇨가 발생할 수 있다.

만성 췌장염의 진단은 자세한 문진과 이학적인 검사가 중요하며 영상학적인 검사로는 복부초음파, CT, MRI 등이 있다. 최근에 초음파 내시경이 정확한 췌장염의 진단과 조기에 암을 발견하는 데 많은 도움이 되고 있다. 침습적인 검사로는 역행성 췌담도 내시경을 이용하여 진단과 함께 막힌 췌관을 뚫고 췌관 스텐트 시술 등을 하기도 한다.

만성 췌장염의 치료는 크게 3가지로 나눌 수 있는데 통증 치료, 흡수장애 개선, 당뇨 치료가 그것이다. 통증 치료는 기본적으로 음주, 흡연을 금하며, 과도한 고지방, 고단백 식사의 제한, 심한 경우 마약성 진통제를 사용한다. 다만 마약성 진통제는 중독성이 있어 주의가 필요하다. 췌관의 폐색이 있는 경우 내시경을 이용하여 좁아진 관을 넓혀주고 스텐트를 삽입하며 췌석을 제거해주는 치료를 할 수 있다. 흡수장애로 인한 설사와 지방변은 췌장 효소제를 경구 투여하면 일정 부분 효과가 있다.

만성 췌장염으로 인한 당뇨는 인슐린을 분비하는 세포가 파괴되어 인슐린을 만들지 못해 발생하므로 경구 혈당 강하제보다는 인슐린 주사를 맞아야 한다.

2년 이상 경과된 만성 췌장염의 경우 췌장암의 발생률이 높아지는 것으로 알려져 있으며, 알코올과 연관된 만성 췌장염 환자의 10

년 생존율은 65%로 보고 하고 있다. 만성 췌장염은 특별한 예방법이 없어 음주와 흡연을 반드시 피해야 하고 고지방, 고단백식을 과도하게 하지 않는 것이 중요하다.

잦은 복통과 설사, 이유 없는 체중 감소와 갑작스러운 당뇨 발생은 만성 췌장염의 가능성이 높으니 때를 놓치지 말고 바로 자세한 검진을 받아 보기를 권한다.

기침 한 번에 뼈가 부러진다, 골다공증

70대 중반의 여자 환자분이 허리와 등 부위의 갑작스런 통증으로 내원하였다.

"평소에 무릎은 아팠지만, 허리는 전혀 안 아팠거든요. 어디서 넘어진 적도 없고, 세게 부딪친 적도 없는데 갑자기 허리가 이렇게 아프네요."

낙상하거나 미끄러지는 등 외상의 병력이 없다는 말에 고령에 따른 단순 요추 염좌나 근육통으로 생각되었다.

"물리치료 받으시고 진통소염제, 근이완제를 처방해 드릴 테니 복용하세요."

환자는 약 일주일간 꾸준히 치료했다.

"좀 어떠세요?"

"선생님, 이게 계속 아파요. 일주일 전보다 더 아파요."

더 아프다는 호소에 뒤늦게 엑스선 검사를 해보니 요추 1번 뼈의 압박골절이 관찰되었다. 외상없이 골절이 생기는 것은 흔한 일이 아니다. 그래서 환자에게 좀 더 자세하게 병력에 관해 물어보았다.

"특별한 일은 없었는데…. 아, 허리가 아프기 전날 무거운 이불을 장 위에 올려놓는데 허리가 잠깐 아팠어요."

심각한 골다공증이 의심되었다. 바로 골밀도 검사를 시행했다. 그 결과 T-점수가 -4.0으로 매우 심한 골다공증이 있는 상태였다. 상급병원으로 전원하여 의료용 시멘트를 이용한 척추체성형술을 시행한 후에야 증상이 개선되었다.

다치지 않고 허리를 구부리거나 기침과 같은 가벼운 신체 활동에 의해서도 골절이 되는 병이 골다공증이다. 골다공증은 그 자체로는 통증이 없으나 뼈의 퇴행성 변화로 뼈의 기질과 무기질이 감소하고 미세구조가 손상되어 골절의 위험성이 높아지는 상태가 되는 골 질환으로 정의할 수 있다.

진료실에 오는 많은 환자가 허리, 무릎, 어깨 등 여기저기 아프니 자신이 골다공증이 아니냐고 문의를 하는 경우가 많다. 이는 결론적으로 말하면 골다공증으로 인한 통증은 아니고 각각의 부위에 개별 질환이 생겨 아픈 것으로 골다공증 자체로 인한 것은 아니다.

우리 몸의 뼈는 계속 신생 뼈가 생기고 오래된 뼈는 흡수되어 없어지는 일종의 리모델링 과정을 거쳐 10년이 지나면 완전히 새로운 뼈로 바뀌게 된다. 이 과정은 조골세포(Osteoblast)[36]와 파골세포(Osteoclast)[37]에 의해 일어난다. 최근 사용 중인 골다공증 치료제들이 이러한 과정을 조절해서 골량을 늘리는 방향으로 쓰이고 있다.

뼈는 보통 30대에 최대 골량을 보이다가 40대 이후 차차 골밀도가 떨어진다. 따라서 젊을 때 자신이 가졌던 최대 골량을 유지하기 위한 노력이 매우 중요하다. 그러기 위해서는 칼슘과 비타민D, 단백질을 충분히 섭취하고 근력을 유지할 수 있도록 체중 부하[38] 운

---

36) 새로운 뼈를 만들기 위해 골조직을 단단하게 석회화하는 세포.
37) 새로운 뼈가 만들어질 때 오래된 뼈를 녹여서 흡수하는 세포.
38) 자신의 몸에 실리는 몸무게.

동과 유산소 운동을 적절히 할 것을 권유한다.

골다공증은 유전적인 성향이 있어 어머니가 골다공증이 있으면 더 잘생기며 조기폐경, 스테로이드 약물의 장기 복용, 마른 체형, 커피나 차를 4잔 이상 마시는 습관, 알코올 과다 섭취, 갑상선 기능 항진증 등이 있을 때 많이 발생한다고 알려져 있다.

여기서 주목할 것은 마른 체형의 사람이 골다공증이 많이 생긴다는 것이다. 젊어서 심한 다이어트로 영양이 결핍되면, 나이가 들어 골다공증을 예약해 놓은 거나 마찬가지다. 그러니 다이어트를 할 때는 반드시 건강한 식단을 섭취하며 운동을 하는 건강한 다이어트를 실천하기를 바란다.

WHO에서 여성은 65세 이상, 남성은 70세 이상이면 골다공증 검사를 하라고 권고하고 있다. 그러나 골절의 위험인자를 가지고 있거나 골다공증 골절의 과거력이 있으면 그 전이라도 검사해야 한다. 골다공증의 진단은 보통 DEXA라는 장비를 이용하며 'T-점수'라는 기준 점수로 진단한다. 이때 T-점수가 '-1.0 이상'이면 정상이고 '-1.0~-2.5'면 골감소증, '-2.5 이하'이면 골다공증으로 진단한다.

골감소증이 있는 환자에게는 예방적 차원으로 처방을 한다. 보통 칼슘과 비타민D 복용과 함께 꾸준한 운동과 균형 잡힌 식이조절을 교육한다. 골다공증이 있는 환자는 치료가 필요한 상태이므

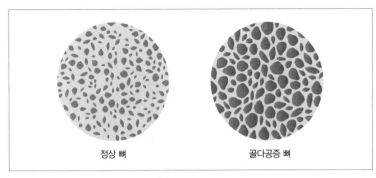

정상 뼈   골다공증 뼈

골다공증

로 비스포스포네이트제제(BSP), 여성호르몬유도체(SERM) 등의 골흡수억제제를 주로 치료제로 사용한다.

각각의 약제는 환자의 상태와 여건 등을 고려해서 결정하나 현재는 80% 정도로 대부분의 환자가 BSP제제를 사용하고 있다. 이 약제는 먹을 수 있는 경구제와 주사제가 있는데 그 효과는 비슷한 것으로 알려져 있다. 이 약은 최소 3년 이상 꾸준히 사용하면 최대 15% 이상 골량의 증가와 50% 정도 골절을 감소시키는 것으로 알려져 있다. 다만 4~5년 이상 장기간 투여 시 드물지만 턱뼈의 괴사나 비전형적 대퇴골 골절이 보고되고 있어 휴약기간을 두는 등의 주의를 기울일 필요가 있다.

경구제의 경우 약제에 따라 주 1회 요법, 월 1회 요법이 있다. 이 약은 장에서 흡수율이 낮아 반드시 공복으로 복용하게 하고 200cc

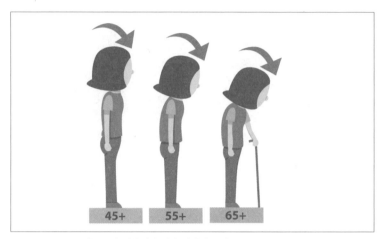

골다공증이 진행됨에 따라 허리와 등이 굽고 키가 줄어든다.

이상 충분한 물을 섭취하게 해야 한다. 복용 후 바로 누우면 식도염을 일으킬 수 있으니 복용 후 1시간 정도는 누워 있는 자세를 피하는 것이 좋다.

위장 장애나 흡수에 문제가 있을 경우 주사제를 사용하게 되는데, 3개월 1회 또는 1년 1회 요법 등이 있으며 최근에 BSP제제와는 다른 기전으로 파골세포의 기능을 억제하는 6개월 1회 주사제인 데노수맵 등이 새로 소개되어 환자에게 쓰이고 있다.

골다공증은 무증상의 소리 없이 진행되는 뼈의 퇴행성 변화이나 골절의 위험성을 높여 특히 대퇴골 골절의 경우 1년 이내에 사망률이 20%가 넘을 정도로 심각한 치사율을 보인다. 사망까지 이르지 않더라도 환자의 삶의 질을 최악으로 떨어뜨려 환자와 가족 모두의 정신적 육체적 고통을 수반하는 질환이다.

골밀도 검사 권장 나이이거나 골다공증 관련 가족력이 있다면 반드시 미리 검사하여 예방할 수 있도록 하여야 한다. 또한 의사와 상담하여 자신의 상태에 맞는 적절한 치료제를 선택하고 치료받아야 한다. 또한 밤에 너무 어둡게 하지 않고, 문턱을 낮추는 등 주변에 넘어져 다칠 수 있는 환경을 바꾸는 노력도 큰 예방법이다.

최근 골대사학회에서 발표한 자료에 따르면, 골다공증의 치료가 제대로 되지 않는 가장 중요한 이유로 환자가 임의대로 치료를 중단한 것이며 그 수치가 무려 70%에 달한다고 한다. 약물 치료로 상당한 호전을 볼 수 있는 질환인 만큼 꾸준한 약물 치료의 중요성을 다시 한번 강조한다.

골다공증은 골절이 없으면 치료의 필요성을 못 느끼는 침묵의 질환이고 고령의 환자들은 고혈압, 당뇨, 고지혈증 등의 치료를 위해 이미 여러 약물치료를 하는 경우가 많아 추가로 약을 복용하는 것에 매우 부담을 느끼게 되는 것이 사실이다. 하지만 의사와 면밀한 상담을 통해 적절한 치료제를 선택하여 치료하면 골절의 위험성을 줄여 건강하고 평범한 우리의 일상을 노후에도 누릴 수 있을 거라 확신한다.

'악' 소리 나는 내 몸속 돌들, 담석증과 요로 결석

평소 고혈압으로 내원하던 한 환자가 하루는 우측 복부를 쥐어 잡고 찡그리면 진료실을 들어왔다.

"배가 많이 아프세요?"

"네, 어제부터 저녁 먹고 구토가 나면서 오른쪽 배가 너무 아파요. 오늘 아침부터는 온몸이 떨리고 열도 나요."

"일단 체온을 먼저 재 볼게요."

39℃, 고열이었다.

"이쪽에 누워 보시겠어요?"

진료실 침대에 눕히고 우측 배를 살짝 눌렀다.

"악! 아파요!"

살짝 눌렀는데 극심한 통증을 호소했다. 담석증이 의심됐다.

"초음파 검사를 해 볼게요."

예상대로 담석이 있었고 담낭이 많이 부어 있었다.

"급성 담낭염이네요. 바로 큰 병원에 가서 수술을 받으셔야 해요."

"오늘은 안 돼요. 내가 올해 칠순이라 가족들이 모두 같이 제주도로 여행을 가기로 했어요. 다들 지금 공항에 가 있어요. 다녀와서 할 테니 일단 약을 지어 주세요."

"무슨 말씀이에요. 오늘 안 하면 생명이 위독할 수도 있습니다. 하루 이틀 만에 패혈증으로 진행될 수도 있다고요. 서둘러야 합니다."

환자는 아쉬운 표정으로 알겠다며 진료실을 나섰다.

"그렇대. 응. 바로 수술을 받지 않으면 위험하대. 선생님이 얼른 수술을 받을 수 있도록 큰 병원 가라고 뭘 써줬어."

진료실 밖에서 아쉬움 가득한 목소리로 가족들과 계획을 취소하는 소리가 들렸다. 환자는 다행히 그날 응급으로 수술을 받았다고 한다. 2주 후 건강한 모습으로 환자가 한 손에 음료수 박스를 들고 방문했다.

"3년 동안 자식들이 아버지 칠순에 맞춰 여행 적금까지 들어서 가기로 한 여행이라 고집을 좀 부렸었어요. 결국 원장님 덕분에 못 갔지만 지금은 너무 감사해요. 제주도 갔다가 다른 곳으로 영원히 갈 뻔했으니까요."

발병하는 기관도 원인도 다르지만 갑자기 엄청난 큰 통증으로 존재를 알리는 질환이 있다. 바로 우리 몸속에 돌멩이가 담도[39]와 요로[40] 등에 끼어 염증과 통증을 일으키는 담석증과 요로결석이다. 두 질환 모두 우리나라에서 매우 빈번하게 일어나며 담석증 같은 경우 황달 등 간 질환으로, 요로 결석은 요로 감염 등으로 연결될 수 있어 빠른 대처가 필요하다.

담석증 Cholelithiasis

담낭은 간 아래 쪽에 위치한 서양배 같은 모양의 작은 주머니다. 간에서 만들어지는 담즙을 담도를 통해 받아서 보관하다가 음식을 섭취하면 수축해서 담관으로 담즙을 배출하고 십이지장에서

---

39) 간에서 만들어진 담즙이 장으로 내려가는 길.
40) 신장에서 요도까지 소변이 만들어져 내려오는 통로.

음식물과 섞여 주로 기름진 음식의 소화를 돕는 역할을 한다. 담즙은 콜레스테롤, 담즙산염, 빌리루빈, 물, 지방, 단백질로 구성되며 이 중에 콜레스테롤과 담즙산염, 빌리루빈이 주로 담석을 만드는 데 관여한다.

담석은 위치에 따라 담낭에 생기는 담낭석과 담도에 생기는 담도담석으로 구분하며 담도는 다시 간내담도와 간외담도로 나눠 담석을 세분한다. 또 성분에 따라서 콜레스테롤 담석과 색소성 담석으로 나눈다. 콜레스테롤 담석이 80% 이상으로 대부분이며 황록색을 띠고 색소성 담석은 빌리루빈으로부터 만들어지며 보통 검은색이나 짙은 갈색이다.

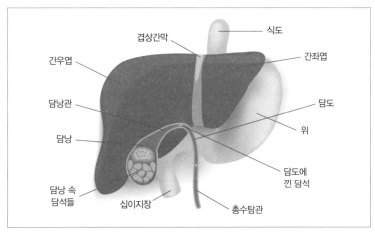

담도에 생기는 담석의 경우 엄청난 통증을 느끼게 된다.

우리나라 인구의 5%, 서양의 경우 10~15%가 담석을 가지고 있다. 주로 여자, 비만, 40세 이후, 당뇨가 있는 사람과 갑자기 체중을 빼면 담석증이 잘 생기는 것으로 알려져 있으며 가족력도 연관이 있다.

담석증의 증상은 무증상부터 만성 소화불량, 구토, 고열, 상복부 동통과 황달에 이르기까지 다양한 임상양상을 보인다. 무증상의 담석증 환자의 반수 이상은 평생 증상 없이 지내기 때문에 특별한 치료를 요하지는 않으나 고열과 복통을 보이며 황달까지 있는 경우는 응급 수술을 해야 하는 상황도 자주 있다.

무증상의 담석증을 가진 환자도 담석이 3cm 이상으로 크거나 담낭벽이 두꺼워져 있으면서 석회화가 보이고 담낭용종이 함께 존재하면 담낭암의 위험성이 높아 예방적으로 담낭 절제술을 시행한다.

담낭에 존재하는 담석증은 공복시 복부초음파를 시행하면 90% 이상 진단되나 담도에 있는 담석은 CT, MRI, ERCP[41]와 같은 고비용이 들면서 침습적인 검사를 요하는 경우도 있다.

담석증의 치료는 증상의 유무와 담석의 위치가 어디에 있는지

---

41) 내시경을 통한 역행성 담췌관조영술

에 따라 다르고 다양하지만, 최근엔 예외 없이 복부에 구멍을 내서 하는 복강경하 담낭절제술이 모든 환자의 표준 치료다. 단지 5% 내외로 담낭염이 심한 경우 상황에 따라 개복을 하게 된다.

일단 복강경 수술이 잘 시행되면 하루 이틀 정도의 입원 후 퇴원이 가능하고 며칠 동안의 추가 치료 후 일상 생활이 가능하다.

담석이 담도에 있는 경우 대부분 자연적으로 십이지장을 통해 배출된다. 자연적으로 배출되지 않는 경우 내시경을 통해 담석의 위치를 확인하고 바로 제거하기도 하고 담석이 쉽게 내려오게 길을 넓혀주기도 한다.

그 외에 콜레스테롤 담석의 경우 약물치료인 UDCA[42]를 시도해 볼 수도 있으며 간내 담도에 있는 담석은 제거할 수 있는 방법이 없어 간절제술과 같은 큰 수술을 받아야 하는 경우도 있다.

담석증을 예방하기 위해서는 서구화된 식생활을 피하는 것이 중요하다. 간혹 칼슘이 함유된 음식을 피해야 하는 것 아닌지 묻는 경우가 있는데 멸치, 뱅어포, 우유 등은 피할 필요는 없다. 물을 많이 마셔도 돌이 빠져나가지 않는 것이 요로결석과는 다른 점이다.

우리나라에서 담석증은 서양보다는 더 적게 보고되고 있다. 대

---

42) 주로 우루사를 사용

부분 콜레스테롤 담석인 서양과 달리 우리나라는 상대적으로 색소성 담석이 많아 식이요법이 크게 도움이 되지 않는다. 하지만 고지방식은 다른 순환기 질환의 원인이 되기도 하니 피하는 것이 바람직하다는 게 필자의 생각이다. 마지막으로 유전적인 배경이 있으면서 비만한 40세 이상의 성인은 정기적으로 복부초음파 검사를 받아 보기를 권유한다.

요로결석

요로결석은 신장에서 요도까지 소변이 배출되는 요로에 결석이 생겨서 발생하는 질환으로 하복부, 옆구리 및 고환, 회음부에 격심한 통증을 일으켜 야간에 응급실을 찾게 되기도 하는 질환이다.

통증은 출산의 고통, 산통보다 더 아프고 평생 잊지 못할 정도의 통증부터 무증상의 환자들까지 다양한 임상증상을 보인다. 결석에 의해 소변의 흐름이 막히면서 요로감염이 생기거나 수신증(Hydronehrosis), 신부전(Renal failure)과 같은 심각한 합병증을 일으키기도 한다.

일반적으로 담석증으로 오인하는 환자들도 많은데 담석증은 간 아래 붙어있는 담낭(쓸개)에 생기는 돌로 요로 결석과는 발생 원인, 치료방법, 예방법 등이 완전히 다른 별개의 질환이다.

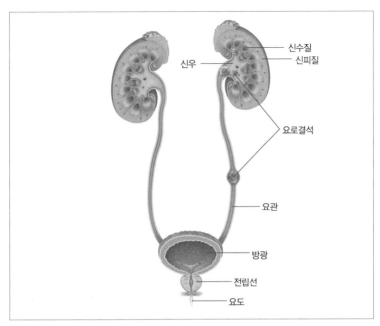

요로 결석은 출산에 준하는 극심한 통증으로 나타나기도 한다.

요로결석이 생기는 원인은 유전적인 요인, 비만, 식이 섭취(칼슘, 수산이 많이 함유된 음식, 동물성 단백질, 짠 음식, 고용량의 비타민 C 등)와 수분 섭취가 적어 소변이 농축되어 결석 발생이 증가하는 것으로 보고 있다. 유전적인 요인으로 남자에게 3배 많이 발생하고 30~50대의 비교적 젊은 활동 인구에게 문제가 되며 전 인구의 15%가 평생에 한 번은 걸리는 비교적 흔한 질환이다. 한 번 걸린 환자는 10년 내에 재발률이 50%에 달할 정도로 재발이 빈번한 질환이기도 하다. 요로결석은 격심한 통증을 갑자기 호소하는 전형적인 증상만으로도 진단이 가능하나, 방사선과적인 진단기법으로 조영제를 사용하지 않는 복부 CT가 최근에는 가장 정확하고 널리 이용되는 방법이다. 소변 검사에서 대부분의 환자가 혈뇨가 관찰되며 방광암, 전립선암 등과의 감별진단을 위해 방광경 검사를 시행하기도 한다.

요로결석의 치료는 크게 대기요법과 시술 또는 수술이 있다. 대기요법은 5mm 이하의 작은 결석의 경우 적용되며 다량의 물을 마시며 저절로 요도를 통해 배출되기를 기다리는 것이다. 이때 요관을 이완시키는 약물을 함께 사용하기도 하며 달리기, 줄넘기 등이 도움이 될 수 있다.

가장 많이 적용되는 치료 방법은 체외충격파 쇄석술이다. 보통 1~1.25cm 크기 이하의 결석에 적용되며 입원과 마취가 필요하지 않고 성공률도 높으나 임산부나 출혈성 소인이 있는 경우와 요로폐색이 있는 환자에게는 금기이다.

최근에는 요도를 통하여 직접 가는 내시경을 삽입시켜 레이저를 이용하여 돌을 부수고 제거하는 방법도 많이 사용한다. 요도가 여의치 않으면 피부를 조금 절개하여 신장을 통해 직접 내시경을 삽입하여 시행하는 경피적 신쇄석술을 시행하기도 한다.

약물치료도 일부에서는 시도되기도 하지만 효과가 제한적이며 일부 형태의 결석에서만 적용된다. 요로결석의 통증은 산통, 치통과 함께 3대 통증이라 불릴 만큼 격심하기 때문에 병원을 내원하는 환자는 마약성 진통제와 진경제를 동시에 사용하여 우선 통증을 없애는 데 노력해야 한다.

가장 흔한 형태의 요로결석은 칼슘석이 대부분으로 전체의 70~80% 정도이고 그 외에 요산석과 감염석 등이 있다. 이러한 요로결석의 예방을 위해서는 요석결정체가 배출이 용이하게 하루 2ℓ이상의 물을 섭취하고 고단백, 고염분식을 피하는 것이 매우 중요하다. 또 칼슘과 수산이 많은 것으로 알려져 있는 우유, 멸치, 시금치 등의 식품을 과하지만 않게 적당히 섭취하는 것은 문제 없는 것으로 보고되고 있다.

제대로 숨 쉬는 것이
곧 건강이다, 호흡

맑은 공기가 가득한 산 정상에서 깊이 숨을 들이쉬면 그렇게 상쾌할 수가 없다. 있던 병도 이 큰 숨 한 번에 다 사라져 버리는 느낌마저 든다. 몇 년 전, 지리산의 맑은 공기를 스프레이통에 담아 판매를 시작한다는 기사를 보았다. 이미 캐나다 밴프에서 시작한 맑은 공기 판매는 미세먼지로 예민한 중국 등지에서 불티나게 팔리고 있으니 우리나라의 지리산 공기가 새로울 것도 없다. 앞으로 더 나빠지면 나빠지지 좋아질 것 같지 않은 공기 상태를 생각하면 우리가 어떤 건강에 신경 써야 할지 머리에 그려질 것이다.

호흡장애 Dyspnea

보통 숨이 차다고 하는 증상을 우리는 호흡 곤란 또는 호흡 장애로 부른다. 병원에 입원하게 되면 가장 먼저 간호사가 체크하는 것이 있다. 활력징후(Vital sign)라고 하는 혈압, 맥박, 호흡수, 체온 4가지다. 이는 기본적인 환자의 생체 정보이고 추후 수술이나 수액 치료 중에 생길 수 있는 합병증 발생과 질환 자체의 예후와 치료 성공 유무의 지표를 찾아내는 가장 기본적이며 매우 간단하지만 중요한 정보를 제공하는 수단이다.

호흡 장애는 활력징후 중 협의 의미로 호흡수 증가를 의미하며 4가지 활력징후가 모두 호흡 곤란과 연관되어 나타날 수 있다. 나이에 따라 정상 범위가 다르지만 건강한 성인 기준으로 혈압은 120/80, 맥박수는 분당 60~80회, 호흡수는 분당 12~20회, 체온은 36.5도다. 심장판막 질환, 심부전 등의 심장 질환, 빈혈과 같은 혈액 질환, 간경변과 같은 간 질환이 있을 때 숨이 찰 수 있으나 이 경우는 호흡을 하는 폐 자체의 병변이 아니라 질환 자체의 문제로 인한 산소부족을 해결하기 위한 폐의 보상기전이 발동한 것이다. 어쩌면 호흡수를 늘려 몸에 산소 포화도를 유지하기 위해 발생한 2차적인 호흡 곤란이라 할 수 있다. 폐 이외의 호흡 곤란을 일으키는 다른 질환들은 모두는 아니지만, 대체로 그 자체가 치료되거나 개선되면 2차적으로 호흡 곤란도 나아지게 된다. 그러므로 이번 주제에서는 폐 질환에 국한하여 호흡 곤란을 이야기하고자 한다.

폐의 기본적인 기능은 심장으로부터 온 혈액과 폐포(Alveolus)가 산소와 이산화탄소를 교환하는 역할을 하게 된다. 이렇게 하여 산소 포화도가 높은 혈액을 폐정맥(Pulmonary vein)을 통해 심장으로 보내 전신 순환을 하게 되는 것이다. 이러한 폐의 기본적인 기능에 문제가 발생하는 대표적인 질환이 만성 폐쇄성 폐 질환(Chronic obstructive pulmonary disease=COPD)와 천식이다.

보통 COPD라고 하는 만성 폐쇄성 폐 질환은 현재 전세계 인구의 사망률 4위에 해당하는 질환이고 2050년에는 사망률 1위가 될 거라고 예측되는 매우 흔한 질환이다. 40세 이상의 성인의 13%가 이 질환을 앓고 있으며 남자의 경우 20%까지 보고되고 있으나 실제 환자의 2% 정도가 치료군에 들어 있고 대부분의 환자들은 치료를 받지 않고 방치되고 있다는 게 문제이다.

COPD의 주 증상은 점차 진행되는 호흡 곤란과 기침, 가래이다. 질환 명에서와 같이 기관지는 만성 염증의 반복으로 점차 좁아지며 섬유화되는 과정을 밟고 폐포는 탄력을 잃고 늘어나 꽈리처럼 부풀게 되는 과정을 겪으며 폐의 정상적인 들숨(Inspiration), 날숨(Expiration) 중 날숨을 주로 제한하게 만드는 상황이 되는 것이다.

COPD의 원인은 단연 흡연이다. 80~90%의 환자가 흡연에 의한 것으로 보고 그 밖에 유해가스에 지속적인 노출, 미세먼지, 잦은 호흡기 감염 등도 원인이 된다고 알려져 있다. COPD의 진단은 폐 기능 검사를 통한 폐활량 측정이 필수이며 정상수치의 70% 아래로 떨어지면 진단이 가능하고 흉부엑스선 검사, CT 검사 등의 영상 검사도 시행할 수 있다. 최근에는 호흡 곤란 정도를 일상생활과 연관하여 평가하기도 하는데 평가 기준은 다음 표와 같다

점수	호흡 곤란 상황
0	힘든 운동을 할 때 숨이 차다.
1	빨리 걷거나 오르막길을 걸을 때 숨이 차다.
2	동년배들과 평지를 걸을 때 숨이 차 쉬어야 한다.
3	평지를 100m 정도 걷거나 몇 분만 걸어도 숨이 차다.
4	집을 나서기, 옷 입기 등의 일상생활에도 숨이 차다.

점수가 높을수록 증상이 심하고 예후가 나빠 빨리 사망하게 된다. COPD는 한 번 발병하면 치료가 안 되는 비가역적인 질환이지만 금연과 흡입제 사용 등으로 일상생활을 할 수 있게 도움을 받을 수 있으며 심한 경우 경구 기관지 확장제와 스테로이드를 사용할 수 있다.

또한 '호흡 재활'이라는 프로그램을 통해 일상생활이 가능하

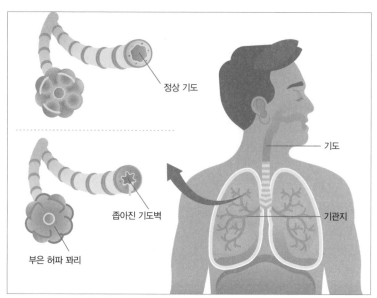

정상 기도

기도

좁아진 기도벽

기관지

부은 허파 꽈리

COPD가 나타나면 정상 기도에 비해 기도벽이 좁아진다.

게 도와줄 수 있는 치료도 개발되어 있다. 그러니 호흡 곤란이 있
는 COPD환자는 호흡기 전문의를 찾아 도움을 받으면 증상의 개
선 뿐 아니라 삶의 질이 높이는 데 도움이 된다는 사실을 알려 주
고 싶다. COPD와 함께 호흡 곤란을 일으키는 원인으로 천식이
있는데 발생기전은 다르지만 기도가 좁아지면서 숨쉬기가 힘든
질환은 마찬가지이다. 천식은 가역적인 기관지 염증이라는 것이
COPD와 다르나 두 질환이 함께 같이 존재하는 환자의 경우 진단
하는 게 어려울 수도 있다.

대부분의 천식도 스테로이드와 기관지 확장제가 있는 흡입제로 호흡 곤란이 개선되고 정상적인 일상생활이 가능한 질환이므로 병원을 방문하여 정확한 검사 후에 치료받기를 권하는 바이다. 최근 공기오염이 심해지고 금연 인구가 감소하지 않아 COPD와 같은 호흡기 질환이 증가 일로에 있으나 초기에 진단하여 적절한 치료를 하면 중증의 질환으로 진행을 예방할 수 있으므로 40세 이상의 흡연자는 간단한 폐 기능 검사만이라도 받아보기 바란다.

천식 Asthma

몇 년 전, 비만으로 보이는 14세 중학교 남학생이 창백한 얼굴을 하고 숨차 하면서 병원에 내원하였다. 청진을 하지 않아도 기도에서 쌕쌕 거리는 천명음(Wheezing sound)이 들리고 있었고 맥박과 호흡수가 정상보다 많이 증가되어 있었다. 응급 상황임을 의사라면 바로 직감할 수 있었다. 다행히 병원에 있는 산소를 공급하면서 바로 119로 연락해서 환자를 종합병원으로 이송하였다. 환자는 급성 천식 발작을 진단받고 응급 처치 후에 증상이 호전되어 귀가하였다는 이야기를 들었다.

개인병원을 운영하는 의사가 가장 응급이라고 생각하는 환자는 앞서 언급한 호흡 곤란을 호소하는 환자, 흉통을 호소하는 환자, 저혈압과 빈맥을 동반한 흑색변을 보는 환자들이다. 이들은 각각 천식, 심근경색, 상부위장관 대량 출혈이 강력히 의심되는 환자들로 개인병원의 시설 인력으로는 치료가 힘든 경우가 대부분이다. 막상 이런 환자들이 병원에 찾아오면 가급적 빨리 상급병원으로 전원하는 것이 의사가 할 수 있는 유일한 처치인 경우가 많다.

천식은 유전적 그리고 환경적인 요인에 의해 나타나는 기관지의 만성 재발성 호흡기 질환이다. 발작적인 기침, 색색거리는 호흡음, 호흡 곤란 등을 보이며 낮보다는 밤에 증상이 악화되는 경향이 있다. 기관지 점막의 부종, 기관지 근육의 경련 등이 만성적으로 반복되고 점액의 분비가 많아지면서 기관지가 좁아지게 되면 쌕쌕 거리고 숨이 차고 기침을 하게 되는 것이다. 이러한 과정이 반복되면 섬유화와 기도변형이 일어나며 만성적으로 폐 기능을 떨어뜨리게 되는 것이다.

천식의 원인은 유전적인 요인과 환경적인 요인으로 나눌 수 있으며 비만인 경우 발생률이 높으며 소아 천식의 경우 남아에게서 호발하고 성인이 되면 여자의 유병률이 높게 나타난다. 환경적인 원인은 실내의 경우 집먼지 진드기, 동물털 등이 있으며 실외는 꽃가루, 균사체, 곰팡이 등이 있다. 그 외에 감염이나 흡연 등도 원인이 될 수 있다. 대부분의 천식 환자들은 평소에 증상이 없이 지내다가 어떤 원인에 노출되면 증상이 발생하게 되며 경우에 따라 기관지 확장제를 투여 후에도 증상이 나아지지 않는 급성 천식 발작을 일으키게 된다. 천식의 진단은 전형적인 증상의 유무, 폐 기능 검사, 유발인자에 노출되었을 때의 증상 발현 등으로 진단이 가능하며 소아와 노인의 경우 진단이 다소 어려운 경우도 있다.

천식의 치료는 환경요법과 약물요법이 있으며 환경요법은 유발물질로부터 회피인데 알아도 쉽지 않을 수 있다. 소아 천식은 완치가 되기도 하지만 성인 천식은 완치가 어렵다. 결국은 조절하면서 사는 수밖에 없는 것이다. 치료제는 흡입제, 경구약물과 주사제 등이 있으며 흡입제가 부작용이 적으면서 효과가 좋아 우선적으로 사용한다.

치료제는 크게 증상을 완화시키는 제제와 질환의 발병을 억제시키는 조절제로 나눌 수 있으며 증상 완화제는 베타2항진제, 잔틴계약물, 항콜린제 등이 있고 질병 조절제는 스테로이드, 류코트리엔조절제 등이 있다. 알레르기를 일으키는 원인이 확실한 경우 면역요법으로 치료가 가능하기도 하다.

천식은 평소 예방 목적으로 발병을 하지 않게 처방받은 약제를 꾸준히 사용하여 조절하는 것이 중요하며 간혹 기관지 확장제 투여 후에도 호흡 곤란 등이 지속되면 응급실로 바로 내원할 것을 권한다. 자칫 시간이 지체되면 급성 호흡기 폐색으로 생명이 위험할 수도 있기 때문이다. 천식은 치료가 어렵지만, 평소 알레르기 원인 물질에 노출을 줄이면서 요즘과 같이 미세먼지가 많을 때는 외출을 삼가고 불가피하게 외출할 때는 마스크 착용과 같은 작은 노력들이 매우 중요하다.

기관지염 Bronchitis

기관지염은 폐의 기관지에 염증이 생겨 기침, 가래, 천명음 등을 증상으로 하는 질환으로 급성, 만성 기관지염으로 나눈다.

급성 기관지염(Acute bronchitis)은 흉부 기관지의 단기 염증으로 90% 이상이 바이러스 감염에 의하며, 박테리아, 흡연, 대기오염, (초)미세먼지 등과 암모니아 등 화학물질에 의한 자극으로 생기기도 한다. 대부분 10일에서 3주까지 기침이 지속되며 가래, 천명음, 열 등도 동반될 수 있다. 진단은 임상증상과 청진 등 이학적인 검사로 가능하며 간혹 폐렴, 결핵 등과 감별이 필요한 경우 흉부엑스선 검사를 할 수 있다.

기관지염으로 인한 기침은 원칙적으로 치료를 필요하지 않으며 충분한 안정과 기관지를 자극하는 원인 등을 해결하고 보존적인

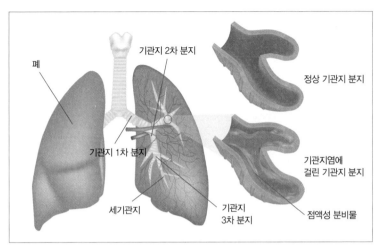

기관지염이 발병하면 폐의 기관지 분지에 염증성 반응이 나타나면서
점액성 분비물이 생긴다.

치료를 하면 충분한 깃으로 되어 있다. 하지만 실제 미국에서도 이 질환으로 병원을 찾는 환자의 70%가 항생제 처방을 받은 것으로 보고 되고 있다. 불필요한 항생제 사용을 줄이기 위한 의료인들의 노력이 필요한 시점이다.

백일해균을 포함한 명백한 세균감염에 의한 경우는 선제적으로 항생제를 사용하는 것이 폐렴으로 진행하는 것을 막기 위해 필요할 수 있다. 감기와 마찬가지로 손씻기, 마스크 착용 등 개인위생과 예방수칙을 잘 지키는 것이 급성 기관지염을 예방하는 가장 좋은 방법이다

만성 기관지염(Chronic bronchitis)은 대부분 흡연에 의해 발생하며 1년 동안 3개월 이상 기침이 지속되고 증상이 연속 2년 동안 나타나면 진단한다. 환경적, 유전적 요인도 관여하는 것으로 알려져 있다. 만성 기관지염 환자는 만성 폐쇄성 폐 질환(COPD)을 대부분 가지고 있어 폐 기능 검사를 하면 폐활량이 많이 떨어져 있기도 하며 기침, 가래뿐 아니라 호흡 곤란, 무력감 등 전신 증상도 동반될 수 있으므로 완치가 힘들어 증상이 악화되지 않는 방향으로 대증적 치료가 필요하다. 반드시 금연을 하여야 하고 두껍고 좁아진 기관지를 확장하기 위해 베타2 교감신경작용제, 항콜린제 등을 흡입제와 경구제 형태로 사용할 수 있다.

독감 Influenza

독감은 여러 바이러스에 의해 감염되는 감기와는 다르게 인플루엔자 바이러스에 의해 감염되어 발생한다. 기침, 콧물, 인후통 등은 감기와 비슷하지만 전신근육통과 38℃ 이상의 열이 거의 예외 없이 나타난다는 것이 감기와 다른 점이다. 폐렴, 기관지염 등의 합병증의 발생이 많아 치명적인 경우가 많다. 2009년 미국에서 시작해 전세계적으로 많은 환자를 발생시켜 다수의 사망자를 낸 신종플루는 H1N1형태의 A형 인플루엔자바이러스에 의해 유행한

독감으로 10년에서 30년마다 대유행을 일으키는 특징이 있다. 감기와 달리 독감은 예방 백신이 있어 예방이 가능하니 가을철 특히 노약자, 6세 이하 어린이, 만성 질환을 가지고 있는 고위험군은 예방접종을 받는 것이 중요하다.

현대에는 없어진 병이라고
생각하면 큰 코 다친다, 결핵

시인 이상, 소설가 김유정, 이효석 등 천재적인 작가의 공통점이
있으니 바로 결핵으로 젊은 나이에 생을 마감하였다는 것이다. 점
점 약해지는 몸을 가누지 못하고 자지러지듯 한바탕 기침을 하고
나면 하얀 손수건에 선명하게 묻는 피. 이런 병약한 젊은 지식인의
모습은 후세에 특별하게 각인되어 결핵에 대한 경각심을 일깨웠
다. 이는 우리나라만의 이야기가 아니다. 외국의 경우도 마찬가지
다. 러시아의 대문호 도스토옙스키, 폴란드의 작곡가 쇼팽도 모두
결핵의 희생자였다. 그들이 떠난 지 한참이 지났지만, 그 재능을

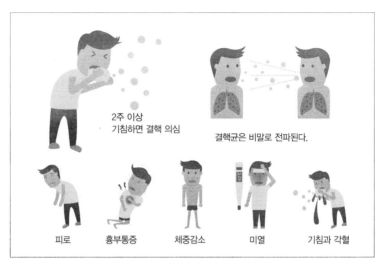

2주 이상
기침하면 결핵 의심

결핵균은 비말로 전파된다.

피로 흉부통증 체중감소 미열 기침과 각혈

결핵의 증상들

떠올리면 젊은 시절 단명한 것이 여전히 참으로 안타깝다.

인류의 역사와 결핵(Tuberculosis)은 오랜 기간 함께 공존해 왔다. 기록에 의하면 기원전 7천 년 전에 이미 결핵에 대한 흔적인 발견되었고, 감염병 중에 단일 질환으로는 가장 많은 사망을 일으킨 질환으로 기록되어 있다. 이 질환은 1882년 독일의 의학자인 로베르토 코흐가 결핵균(Mycobacterium tuberculosis)을 발견해 알려졌다. 이후 많은 연구가 진행되고 치료 방법 등이 개발되어 오늘날에 이르게 되었다. 우리나라의 경우 1960년 이후 예방접종 등 적극적인 결핵 퇴치 사업으로 결핵환자가 급감했지만 2010년 통계를 보면 매년 3만 5천 명의 환자가 발생하고 2천300명 이상이 결핵으로 사망해 여전히 심각한 감염병으로 자리하고 있다.

결핵예방접종인 BCG는 B형간염과 함께 출생 후 1개월 이내에 접종해야 하는 유일한 예방 백신이다. 얼마 전, 경피용 BCG[43]에서 1급 발암물질인 비소가 검출되어 엄청난 홍역을 치르고 아이를 키우는 부모님들의 마음을 아프게 한 일이 있었다. 비소가 검출된 백신은 식품의약품안전처에서 모두 회수하고, 검출량이 허용량의 1/38 정도인 소량으로 밝혀져 일단락된 것으로 보인다.

결핵은 전염성을 가진 환자가 기침이나 재채기를 할 때 나오는 분비물 즉, 비말핵에 의해 감염되는 것으로 알려져 있다. 그러나 이에 노출되었다고 모두 결핵이 발병하는 것이 아니라, 노출된 환자의 약 30% 정도가 감염되고, 감염된 환자의 10%가 결핵으로 발병하는 것으로 알려져 있다. 나머지 90%의 환자는 평생 살면서 결핵균은 있으나 질환을 일으키지 않고 사는 것이다. 이런 환자군을 잠복 결핵(Latent tuberculosis) 환자라 하고 전염성이 없어 단체 생활이나 직장생활에 지장을 받지 않는다. 다만, 잠복 결핵군의 환자

---

43) 피부를 통하여 투여하는 결핵 예방 백신.

가 면역이 결핍되는 상황, 예를 들어 에이즈, 당뇨, 면역억제제 투여, 장 수술 또는 영양실조 등의 상황이 되면 언제든지 결핵이 발병할 수 있다. 그러므로 잠복 결핵 환자들은 특히 건강관리에 주의하고 술, 담배 등은 삼가는 것이 바람직하다.

결핵 환자의 증상은 기침, 가래, 혈담 등으로 나타나는 호흡기 증상과 미열, 전신 쇠약감, 식욕부진, 체중 감소 등의 전신증상으로 나타날 수 있으며 폐 이외의 장기에 감염되면 다른 증상들이 나타날 수 있다. 예를 들어 경부임파선에 감염되면 목 부위 임파선이 커지고 압통 등이 나타나고 척추결핵은 요통, 뇌수막은 두통 구토 등의 증상이 나타날 수 있는 것이다.

보통 2주 이상 지속직인 기침과 전신증상을 동반하는 경우 결핵 검사를 하게 되며 검사 방법은 투베르쿨린 피부 반응 검사(Tuberculin skin test)와, 인터페론감마 분비 검사(IGRA)를 시행할 수 있다. 또한 활동성 결핵 유무 판정을 위해 흉부 엑스선 검사를 하며 결핵균의 확인을 위해 객담 도말 검사와 배양 검사 등을 시행하게 된다. 이것으로도 불충분하면 드물지만, 흉부 컴퓨터 단층 촬영, 기관지 내시경까지도 할 수 있다.

> 약제 내성을 예방하기 위해 규칙적으로 항결핵약을 복용하고, 기침, 가래 등의 증상이 호전됐어도 임의대로 약물 복용을 중단하지 말고 완치될 때 까지 약물을 복용해야 합니다.
>
> 출처: 식품의약품안전처

결핵의 치료는 약물치료가 기본이며 가장 중요하다. 약물치료만 의사 처방대로 꾸준히 받으면 완치할 수 있는 질환임을 환자 스스로 자각하고 용법과 기간을 반드시 지켜야 한다. 2주 정도 치료하면 기침을 포함한 대부분 증상이 호전되고 전염성도 거의 없어지는 것으로 되어 있다. 결핵 치료의 실패는 약의 선택이 잘못된 것보다는 환자가 제때 약을 먹지 않을 때 발생하며 이는 내성균주를 발생시켜 2차 치료까지 힘들게 하는 원인이 된다.

과거 결핵 치료제가 없던 1950년대 이전에는 좋은 공기 마시며 요양하는 것이 유일한 치료였으니, 좋은 세상에 살고 있음을 감사해야 한다. 현재는 결핵균에 감염되어 활동성 결핵으로 진단되어도 약물치료를 정확한 요법과 치료 기간을 지켜 초기에 적용하면 거의 완치될 수 있음을 다시 한번 강조한다.

최근 치료제로 사용되는 1차 약제는 경구제로 이소니아지드(INH), 리팜핀(RFP), 피라진아마이드(PZA), 에탐부톨(EMB)이다. 이 약제들은 약제 내성을 방지하기 위해 6개월에서 9개월간 장기간 복용하게 되며, 최고 혈중 농도를 유지하기 위하여 되도록 공복에 전량 투여하는 것이 원칙이다.

필자의 경우도 모든 의료인을 상대로 시행한 IGRA[44] 검사에서 최근 잠복 결핵 양성 소견을 받아 큰 충격을 받고 이소니아지드와 리팜핀을 3개월간 복용한 경험이 있다. 최근 연구 결과 의료인 중 17%에서 30%까지 잠복 결핵 감염이 확인되어 추적 관찰 중이며, 일반인들에 대한 검사는 아직 시행하지 못하여 어느 정도의 감염 환자가 있는지 정확한 통계조차 없다. 이런 상황을 고려하면 2주 이상의 기침과 미열, 전신 쇠약 등의 증상이 있다면 반드시 병원을 방문하여 결핵 유무를 확인하는 것이 매우 중요하다 할 수 있다.

---

44) Interferon gamma releasing assay, 혈액을 통한 잠복 결핵 검사의 한 종류.

삶의 질을 떨어뜨리는
배뇨 장애

10여 년 전부터 고혈압 치료를 위해 내원하던 70세의 여성 환자가
내원했다.

"혈압약 가져가실 때가 안 되었는데 무슨 일이 있으신가요?"

한참 머뭇거리던 환자는 조심스럽게 말문을 열었다.

"원장님, 제가 오늘은 좀 창피한 이야기를 하러 왔습니다."

"무슨 말씀인지 해 보세요."

"사실 몇 년 전부터 증상이 있었는데, 참을 만하고 원장님한테
말씀드리기가 어려워서 미뤄왔거든요. 그런데 요즘 소변보는 게

너무 급하고, 자주 마려워 정상 생활하기가 어려울 정도예요. 하루에도 10여 차례 화장실에 가야 하고 어떤 때는 속옷에 지리기도 해요. 한 번 소변을 보고 싶으면 엄청 급해서 참기가 힘들기도 하고요."

"과민성 방광인 거 같군요. 소변 검사를 해보고 염증이 없으면 꾸준히 약을 복용해 보시지요. 분명 증상이 좋아질 겁니다."

나이가 많든 적든, 남성이든 여성이든 배뇨에 관한 문제는 남에게 말하기 부끄럽다. 그러다 보니 참고 참다 더 이상 자신의 의지로는 어찌할 수 없을 때 병원을 찾는다. 문제는 초기였다면 간단하게 치료할 수 있는 것도 시간이 지나 치료 시기를 놓칠 수 있다는 점이다.

중년 이후에 나타나는 배뇨 장애를 하부요로 증상(Lower urinary tract symptoms=LUTS)이라 한다. 남성에게는 전립선비대증이, 여성에게는 과민성 방광이 대표적인 질환이다. 물론 전립선비대증이 지속되면 방광을 비롯한 하부요로에 영향을 주어 남자에게서도 과민성 방광이 함께 나타날 수 있다. 삶의 질을 급격히 떨어뜨리는 대표적인 질환들로 우울증, 대인기피증 등 정신적, 심리적 상해까지 가져오기도 한다.

과민성 방광Overactive Bladder

과민성 방광은 요절박(Urgency)[45]이 있으면서 하루 8회 이상의 빈뇨(Frequency)[46]와 2회 이상 야간뇨(Nocturia)[47]를 보이는 질환으로 정의할 수 있다. 성인의 방광은 약 150cc 이상의 소변이 차야 요의를 느낀다. 그러나 과민성 방광 환자들은 방광 근육의 과민으로 150cc 미만의 소량의 소변에도 배뇨하고 싶은 느낌을 가지며 이를 참지 못한다.

실제로 과민성 방광 증상을 가지고 있는 환자들은 배뇨 문제로 상당한 사회적, 정신적인 문제를 같이 호소하는 경우가 많다. 그도 그럴 것이 지인들과 단체로 장거리 여행을 가거나 외출을 하더라도 화장실의 위치가 어디 있는지를 먼저 알아야 하고 요실금(Urinary incontinence) 증상이 있는 경우 패드 등을 항상 준비하고 다녀야 해 불편하기 때문이다. 이뿐만 아니라 야간에 수면 부족으로 인해 다음날 정상적인 일상에도 많은 지장을 초래하고 심한 경우 우울증과 대인기피증 등으로 정신과적인 치료까지 받는 경우도 종종 있다.

---

45) 소변을 참기 힘든 증상.
46) 배뇨 횟수가 비정상적으로 증가한 상태.
47) 밤동안 자주 소변이 마려운 증상.

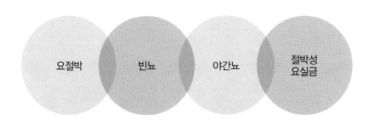

요절박   빈뇨   야간뇨   절박성 요실금

　과민성 방광은 65세 이상 인구의 30% 정도 유병률을 보이는 것으로 알려져 있으나, 개인적인 수치심이나 알려지는 것에 대한 막연한 두려움으로 환자의 25% 정도만이 병원을 찾아 치료를 받는 것으로 보고 있다. 결국 전체 환자의 10% 미만이 치료를 받는 것이다. 배뇨 장애를 경험하는 환자들의 적극적인 병원 방문이 필요한 대목이다.

　과민성 방광의 원인은 남자의 경우 전립선비대증이 가장 많은 원인이며 요로감염, 뇌척추병변, 파킨슨병, 비만, 당뇨와 약물 등이 원인으로 알려져 있으며 원인을 모르는 경우도 많이 있다.

　진단은 병력 청취가 중요하며 요로감염과의 감별을 위해 소변 검사를 시행하고 혈뇨나 단백뇨 등의 소견이 보이면 결석이나 신장 기능에 대한 추가 검사를 시행한다. 3일간 배뇨일지를 작성하여 배뇨 횟수, 시간, 배뇨량과 수분 섭취량 등을 기록하여 제출하면 이를 해석하여 진단에 많은 도움을 받을 수 있다.

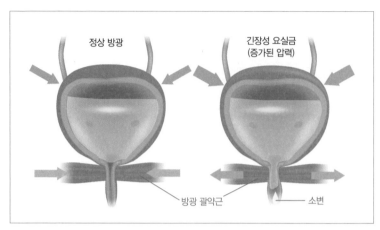

정상 방광과 과민성 방광

    증상이 애매하고 일차 약물치료에도 증상 개선이 없거나 신경
인성 방광 등이 의심될 때는 요역동학적 검사를 시행하기도 하고
방광암이나 전립선암 등의 감별을 위해 방광경 검사(Cystoscopy)
를 하기도 한다.

    치료는 생활 습관의 개선, 약물치료, 행동치료가 주된 치료다.
우선 생활 습관의 개선은 흡연 중이라면 되도록 기침을 하지 않도
록 금연을 하고, 방광을 자극하고 이뇨 작용을 하는 카페인, 탄산
음료, 술 등을 제한한다.

    약물치료는 가장 널리 쓰이며 효과적인 방법으로 방광 근육의
수축을 억제시키는 항콜린제인 옥시부티닌, 프로피베린, 톨터로

딘, 솔리페나신, 페소테로딘과 방광의 베타 아드레날린 수용체에 작용하여 방광 근육을 이완시켜 방광의 용적을 넓혀주는 미라베그론이 대표적으로 쓰이고 있다. 항콜린제는 구강건조, 변비 같은 부작용이 있어, 심한 경우에는 사용을 중지해야 할 수도 있다.

행동치료는 케겔운동 같은 방광 괄약근을 강화시키는 운동과 배뇨 습관의 개선, 바이오피드백[48] 등이 있다. 최근에는 방광경을 이용해 피부주름 개선에 효과 있는 보톡스를 방광벽에 직접 주입하는 방법도 있다. 이러한 치료법에 반응이 없는 경우 드물게 신경조절 치료법이나 방광의 용적을 넓혀주는 수술 등을 시행한다.

배뇨 장애는 지금까지 설명한 바와 같이 다양한 원인에 의해 발생한다. 하지만 원인에 따른 치료법도 다양해 의사의 도움으로 대부분 증상이 개선될 수 있다. 식생활이나 행동요법의 개선만으로도 예방이 가능하고 치료가 될 수 있는 질환이니, 부끄러워 감추다가 심각한 상황으로 발전하기 전, 조기에 비뇨의학과 전문의 도움을 받기를 권하는 바이다.

---

48) 특수 기기를 이용하여 자신의 생체 신호를 스스로에게 알려 생리 상태를 조절하는 것을 의미한다.

전립선 비대증

전립선의 기능은 정확히 알려져 있지 않으나 정액의 30%를 구성하여 정자의 활동과 생존에 도움을 주는 성선의 하나로 보고 있다. 전립선은 방광 바로 아래 붙어 있어 요도를 감싸고 있으며 정상 크기는 20g 정도로 밤알 크기 정도다.

우리 몸의 장기는 나이가 들면 퇴화되거나 크기가 줄면서 위축되지만 전립선이란 놈은 점점 커지면서 요도를 압박하여 배뇨 장애를 유발하게 된다. 원인은 확실히 밝혀지지 않았으나 남성호르몬이 원인이라고 알려져 있으며 실제로 임상에서 남성호르몬의 생성을 억제시키는 약물을 투여하여 전립선의 크기를 줄이는 치료를 하고 있다.

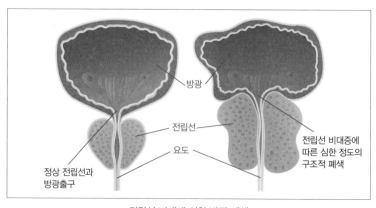

방광

전립선

요도

정상 전립선과
방광출구

전립선 비대증에
따른 심한 정도의
구조적 폐색

전립선 비대에 의한 방광 폐색

전립선 비대중의 최근 정의는 전립선의 크기가 25cc 이상으로 커져 있는 해부학적 전립선의 비후와 함께 하부요로 증상이 동반되는 것을 말한다. 하부요로 증상으로는 50대 이상의 남성에게 하루 8회 이상의 빈뇨, 야간뇨, 절박뇨 등의 방광 저장 기능의 장애와 소변볼 때 끊기거나, 바로 소변이 나오지 않아 힘을 주어야 하는 방광배출 장애를 주소로 정의하고 있다. 현재 60대 남성의 60%, 70대 70%, 80대 80%이상이 전립선 비대중이 있을 정도로 흔하며 최근 고령화 속도가 빨라지면서 가파르게 증가하는 추세이다.

전립선 비대중 진단은 문진, 직장 수지 검사[49], 혈액 검사(전립선 특이항원, Prostate specific antigen=PSA), 소변 검사, 요류 검사, 잔뇨 검사, 방광경 검사, 경직장 전립선 초음파 검사[50], MRI 등을 시행하며 환자의 증상의 정도에 따라 선별적으로 검사하게 된다.

배뇨 장애를 호소하는 최초 환자는 직장 수지 검사와 소변, 혈액 검사를 우선 하게 되는데 간단하고 비용이 저렴하며 많은 정보를 획득할 수 있다. 소변 검사는 요로 감염의 유무, 혈액 검사와 직장 수지 검사는 전립선 암과의 감별에 유용한 검사이다. 혈액 검사에

---

49) 항문에 손가락을 넣어 전립선을 촉진하는 검사법.
50) 초음파 기계를 항문을 통해 넣어서 검사하는 방법. 전립선의 크기 암 가능성의 유무를 확인하는 것에 용이.

서 PSA수치가 높고 직장 수지 검사 상 전립선이 딱딱하거나 결절 등이 만져지면 암과의 감별을 위해 반드시 조직 검사를 시행해야 한다.

전립선 비대증의 진단과 증상의 정도를 평가하기 위해 국제 전립선 증상 점수(International prostate symptom score=IPSS)를 사용하며 7점 이하는 경증, 8~20점은 중등도, 20점 이상은 중증으로 보고 치료한다.

전립선 비대증의 치료는 대기요법, 약물요법, 수술요법 등이 있다. 대기요법은 증상이 경미한 경우에 진행하며 배뇨 습관 개선, 술, 카페인과 과다한 수분 섭취 제한 등의 생활 습관 교정이 함께 필요하다. 약물요법은 현재 가장 많은 환자가 시행하고 있으며 알파차단제와 남성호르몬 억제제가 사용된다.

알파차단제는 처음에는 고혈압 약제로 개발되었으나 현재는 전립선비대증 치료에 핵심 약제로 자리매김했다. 테라조신, 탐수로신, 독사조신, 알푸조신 등이 해당되며 방광경부를 열어주어 배뇨를 쉽게 할 수 있게 해주고 빠른 효과를 볼 수 있다. 다만, 혈압을 떨어뜨려 기립성 저혈압이나 어지럼증 등을 유발할 수 있어 혈압약과 심장약을 복용하는 환자는 특히 주의를 요한다.

남성호르몬 억제제인 5-알파환원효소억제제 또한 주요 치료제로 함께 사용되는데 피나스테라이드와 두타스테라이드가 있으며 바로 배뇨 장애 증상의 개선에는 효과가 없으나, 장기 사용 시에 전립선의 크기를 줄여주어 수술 횟수와 급성 요폐색[51] 등의 합병증을 줄인다는 연구들이 있다. 이 약제는 남성호르몬을 줄여주어 성 기능 저하 등의 이유로 전립선이 중등도 이상 커져 있거나 PSA 수치가 높은 경우에 사용한다.

전립선 비대증과 과민성 방광이 같이 있으면 항콜린제와 베타 아드레날린 수용체 작용제를 사용하여 방광의 민감도를 줄이고 저장 기능을 개선시키는 약을 함께 처방하기도 한다.

이러한 약물 치료에도 일상 생활을 하기 어려운 환자는 수술적인 치료를 하기도 한다. 경요도 전립선 절제술을 시행하며 대부분 증상의 개선은 있으나 역행성사정, 출혈, 요도협착, 발기부전 등의 합병증이 있을 수 있다. 그 외에 최근에 홀륨레이저, KTP/HPS레이저 등이 실제 환자에 적용되어 좋은 결과를 보이고 있으며, 사정 기능의 보전을 원하거나 마취 위험이 있는 고령 환자에는 유로리프트를 권하기도 한다.

전립선 비대증은 치명적인 질환은 아니며 초기에 진단이 늦어

---

51) 소변이 배출되지 못해 방광이 부풀거나 역류하는 증상.

진다고 해도 큰 문제가 되지는 않으나 대부분의 환자가 나이가 들면서 증상이 점점 심해지고 삶의 질을 떨어뜨리는 질환임에는 틀림없다.

배뇨 장애가 있는 중년 이후의 남성이라면 전립선의 크기를 확인하고 PSA 검사를 통해 암과의 감별도 필요하다. 평소 육류 섭취를 줄이고, 신선한 과일과 채소를 먹는 것이 예방에 도움이 되니 식생활 개선과 적절한 운동을 통한 적정 체중 유지를 위해 노력하길 바란다.

진료 중에 고령이면서 전립선 비대증을 치료 중인 환자가 감기약이나 항히스타민제를 임의로 복용하고 급성 요폐색이 발생하여 소변줄을 요도에 직접 삽입하여 소변을 빼준 경험이 여러 차례 있다. 이처럼 전립선 비대증 환자가 감기약과 피부약 등을 함부로 복용하는 것은 매우 위험하다는 사실을 꼭 알려주고 싶다.

말 못할 비밀이 병을 키운다, 항문 질환

우리는 살면서 항문에서 출혈이 있거나 가려움증, 통증, 항문 밖으로 탈항되는 종물 등 다양한 증상 중 한두 가지는 경험하게 된다. 우리가 흔히 마주치는 이러한 증상들은 대부분 치핵, 치루, 항문 주위 농양, 치열 등 대표적인 양성 항문 질환으로 인해 발생한다. 하지만 경우에 따라 직장암이나 염증성 장 질환과 같은 심각한 질환의 증상으로도 발생할 수 있어 위에 열거한 증상들이 자주 발생하거나 만성적으로 발생한다면 전문의를 찾아 원인을 찾고 근본적인 치료를 하는 것이 바람직하다.

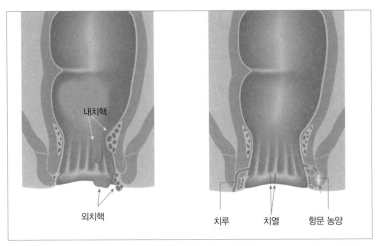

내치핵

외치핵

치루 　 치열 　 항문 농양

우리가 치질로 통칭하는 항문 질환은 크게 치핵, 치루, 치열 등으로 나눌 수 있다. 이들은 모두 항문 질환이지만 그 유형이 서로 달라 치료법 또한 다르다.

치핵 Hemorrhoid

항문관 안에는 점막하혈관, 괄약근, 결체조직 등이 있어 평소 배변 시에 항문을 보호하고 변이 새어 흐르는 변실금 등을 방지해주는 역할을 하는 쿠션이 있다. 이는 중력의 영향, 긴장, 변비 등 불규칙한 배변 습관과 잦은 음주 등에 의해 악화되어 혹처럼 커지기도 하는데 이런 상태를 치핵이라 한다. 치핵은 발병 위치에 따라 치상선 위에 발생하면 내치핵, 아래에서 발생하면 외치핵이라 하고 두 개가 복합된 형태를 혼합치핵이라 하며 발생 위치에 따라 항문 출혈, 통증, 항문 주위 종물 등의 증상이 나타날 수 있다.

치핵의 치료는 보존적인 치료와 수술적인 치료로 나눌 수 있으며 보존적인 치료로는 따뜻한 물로 하루 3~4회 좌욕, 배변 습관 개선과 변비약, 혈액순환 개선제 같은 약물치료 등이 있다. 이것으로 해결되지 않고 증상이 지속될 때는 대장항문 전문의에게 정확한 진단을 받아 수술 여부를 결정하는 것이 바람직하다.

치핵의 경우 병기 초기인 1, 2기는 보존적인 치료를 원칙으로 하고 3, 4기는 수술적인 치료가 일반적이다. 수술 치료는 여러 방법들이 있으나 현재는 근치적 치핵 절제술로 90% 이상의 환자가 만족스러운 결과를 얻고 있다

치루 Anal fistula

치루는 항문 주변의 만성적인 농양이나 항문선의 염증으로 시작한다. 염증이 지속되면 항문 주변에 고름이 나오고 항문선 안쪽에서 항문 바깥쪽 피부까지 터널이 생기게 된다. 이 터널을 통해 바깥쪽 구멍으로 분비물이 나오게 되는 질환이 바로 치루다.

여성보다 남성에게 주로 많이 발생하고 대부분 수술적 치료가 필요하다. 환자의 병력을 물어 보면 항문 주위 농양 같은 과거 질환이 있을 수 있으며 드물게 결핵, 크론병 등에 의해서 발생할 수 있다.

항문 주위의 염증이나 동통, 분비물 등이 있어야 진단되나 실제 병변의 시작은 항문관 안이므로 항문 안쪽의 일차 병변을 해결해야 한다. 그리고 치루 터널을 열어주거나 터널을 절개해서 없애 주는 치루절제술을 해주어야 병변이 완치될 수 있다. 복잡한 치루의 경우 치루관 제거 수술 중 괄약근손상으로 인한 변실금 등을 예방하기 위해 두 단계(쎄톤씨 수술)에 걸쳐 수술하는 경우도 있다.

치열 Anal fissure

주로 배변할 때 혹은 배변 후에 항문 출혈이나 통증을 호소하는 항문 질환이다. 남녀 비슷한 빈도로 발생한다. 발병 원인은 과도한 괄약근 긴장으로 항문관의 피부점막이 찢어지면서 발생한다.

초기에는 식이섬유를 포함하는 식사 습관과 변비약 복용, 온수 좌욕, 배변 습관 교정 등의 보존적인 방법으로도 치료될 수 있다. 그러나 만성적인 증세를 보이면 항문관에 궤양이 생기고 피부꼬리[52]가 만들어지기도 한다. 오래된 치열은 보존적인 치료로 완치되지 않아 긴장된 내 괄약근을 측방에서 부분 또는 완전 절개와 같은 수술로 치료할 수 있다.

---

52) 피부에 생기는 갸름하고 작게 늘어진 피부병변.

모든 양성 항문 질환은 수술하기 전에 식이요법과 금주, 온수 좌욕 등으로 예방하는 게 최선이기 때문에 배변 시에 조금이라도 불편감이 느껴진다면 부끄러워하거나 주저하지 말고 전문의에게 정확한 진료를 받고 치료 방향을 상담하는 것이 최선이라고 생각한다.

제 3장

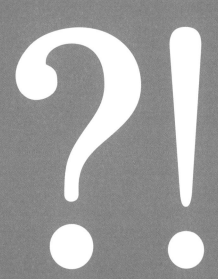

건강하고 싶다면
지켜야 할 사소한 건강 습관

만병의 시작,
대사증후군

뇌졸중, 심근경색과 같은 혈관 질환으로 사망하는 사람이 암으로 인한 사망에 이어 두 번째로 많다는 사실은 이미 널리 알려져 있다. 최근 비만 인구의 증가와 함께 당뇨, 고혈압 환자가 함께 증가하면서 혈관 질환에 의한 사망은 더 많아질 것으로 예측되고 있다. 이러한 질환이 생기는 환자는 증상이 없어 인지하지 못하지만 대사증후군이라는 무증상의 시기를 지난다.

대사증후군은 미국의 G. 리븐이라는 의사가 심혈관 질환을 일으키는 위험인자를 발견해 'X-증후군'으로 불리다가, 1998년 세계보건기구(WHO)에 의해 '대사증후군'이라는 명칭을 얻게 되었다. 대사증후군은 어떤 기준으로 진단을 내리는지 살펴보자.

대사증후군 진단 기준

- 혈압 - 130/85 이상이거나 고혈압 치료 중인 환자

- 혈당 - 공복혈당 100mg/㎗ 이상이거나 당뇨 치료 중인 환자

- 중성지방 - 150mg/㎗ 이상

- HDL콜레스테롤 - 남자 40mg/㎗ 이하, 여자 50mg/㎗ 이하

- 허리둘레 - 남자 90cm 이상, 여자 85cm 이상

위 항목 중에 3개 이상에 해당하면 대사증후군 환자로 분류한다. 요즘은 30세 이상 성인의 3분의 1이 대사증후군이라 한다. 특히 40~50대 남자의 경우는 잦은 회식과 음주, 운동 부족 등으로 절반 가까이 대사증후군의 범주에 들어가 있는 것으로 알려져 있을 만큼 매우 흔하다.

대사증후군의 기본 발생 기전은 비만이다. 비만은 과도한 지방산을 분비하고, TNF-알파, 인터루킨-6(IL-6) 같은 싸이토카인이 증가하여 체내로 염증을 발생시킨다. 이로 인해 당을 조절하는 인슐인의 민감도가 떨어지게 되는데 이를 인슐린 저항성이라고 한

다. 즉, 췌장에서 분비되는 인슐린이 간과 근육 등에서 혈당을 에너지로 이용하지 못해서 고혈당이 유발되고 높아진 혈당을 조절하기 위해 더 많은 인슐린을 분비하는 악순환이 반복되면서 고인슐린혈증을 유발하게 된다. 이러한 현상이 지속되어 췌장에서 베타세포의 인슐린 분비 기능이 점점 감소하면서 결국 당뇨병이 생기게 되는 것이다. 대사증후군은 당뇨, 고지혈증, 고혈압 등의 발생을 증가시켜 심각한 심장과 뇌혈관 질환을 일으킬 뿐 아니라 대장암, 간암, 유방암 등 각종 암 발생도 증가시킨다.

그렇다면 대사증후군은 어떻게 관리해야 하는가. 한마디로 복부비만을 해결하고 근육량을 늘리면 된다. 그렇다고 급격히 체중을 조절하면 건강에 더 좋지 않은 결과를 가져오고 요요현상으로 다시 체중이 늘 수 있다. 제대로 된 다이어트를 하기 위해서는 장기간 실천 가능한 꾸준한 식이조절과 운동이 필수이다. 고지방 식사와 고탄수화물 식사를 피하고 하루 약 500칼로리 적게 먹는 정도의 식단과 하루 30~60분 최소 주 3회 이상 유산소운동 위주의 규칙적인 운동이 필요하다. 6~12개월에 걸쳐 처음 체중의 7~10%를 줄이는 것을 목표로 하여 지속적으로 실천하면 우리는 대사증후군으로부터 해방된 자신을 틀림없이 보게 될 것이다.

알약으로 충분히
관리할 수 있다, 당뇨

고혈압으로 병원에 다니던 환자가 올 때가 안 되었는데 내원했다.

"원장님, 며칠 전부터 이상하게 자꾸 갈증이 나서 물을 엄청나게 마시고, 소변도 평소보다 자주 봐요."

"체중은 어떠세요? 혹시 줄지 않으셨어요?"

"네, 맞아요. 2주 사이에 3~4kg은 준 거 같아요. 밥도 평소보다 많이 먹는데……."

"혈당 한번 측정해 보죠. 아침 식사는 하고 오셨어요?"

"아니요, 혹시 검사가 필요할지 몰라서 공복으로 왔어요."

공복 혈당이 300 이상이다.

"당뇨가 있네요. 몇 가지 혈액 검사와 소변 검사를 해 봅시다."

환자는 놀라지도 않고 체념한 듯이 말했다.

"역시 그랬군요."

"너무 걱정하지 마세요. 약을 먹고 식이조절과 운동을 하면 수치는 좋아질 겁니다."

이럴 때 의사인 내가 할 수 있는 건 환자에게 위로를 건네고 안심할 수 있도록 해주는 것뿐이다.

당뇨병은 인슐린 분비가 되지 않거나 분비된 인슐린이 제대로 기능을 하지 못하는 경우에 발생한다. 혈당이 높아지면 소변량이 많아지는 다뇨(Polyuria)가 발생하고 그로 인해 탈수가 되어 다음(Polydipsia)[53], 다식(Polyphagia)[54] 같은 증상이 생긴다. 또 당이 소변으로 빠져나가 부족한 당분을 보충하기 위해 체내에 저장된 지방이 분해되면서 체중이 감소하게 된다.

당뇨의 진단은 상기 증상과 함께 무작위로 혈당검사를 해서 $200mg/d\ell$ 이상의 당이 나오거나 공복시 혈당이 $126mg/d\ell$ 이상,

---

53) 갈증으로 음료를 자주 마시는 증상.
54) 음식을 많이 먹는 증상.

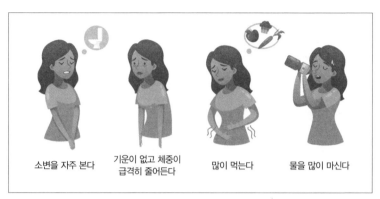

| 소변을 자주 본다 | 기운이 없고 체중이
급격히 줄어든다 | 많이 먹는다 | 물을 많이 마신다 |

당뇨병 증상

식후 2시간 혈당이 200$mg/d\ell$ 이상이면 진단한다. 또한 최근 2~3
개월 동안의 평균적인 혈당을 의미하는 당화혈색소가 6.5% 이상
인 경우도 당뇨로 진단한다.

　당뇨는 제1형 당뇨(인슐린의존성, 소아당뇨)와 제2형 당뇨(인슐린
비의존성, 성인당뇨)로 나뉘며 대부분이 제2형 당뇨이다. 당뇨의 발
생 원인은 유전적인 요인과 환경적인 요인으로 나눠지며, 환경적
인 요인은 고령, 비만, 스트레스, 약물 등이 있다.

　1970년대에 전체 인구의 1%였던 당뇨병 유병률이 2000년대에
8~10%로 가파르게 증가한 것은 식생활의 서구화, 스트레스, 운동
부족 등에 의한 비만 인구의 증가가 가장 큰 원인이라고 생각한다.

당뇨의 치료는 제1형 당뇨의 경우 인슐린 주사가 유일한 치료법이며, 제2형 당뇨의 경우는 생활 습관의 교정을 기본으로 하며 경구 혈당강하제들을 복용한다. 혈당강하제는 크게 인슐린 분비를 촉진하는 약물과 인슐린 감수성을 개선시키는 약물로 나눌 수 있다. 인슐린 분비를 촉진하는 약물은 설폰요소제와 메글리티나이드계가 있다. 이 약물은 혈당을 강하시키는 효과는 좋으나 저혈당의 위험과 체중 증가 등의 부작용이 있고 장기적으로는 췌장의 인슐린 분비 기능을 조기 고갈시켜 현재 초기 당뇨 치료제로는 선호하지 않는다.

인슐린 감수성 개선제는 비구아나이드계, 치아졸린다이온제 등이 있으며 단독으로 사용 시 지혈당의 위험성이 기의 없다. 그리고 혈당이 높을 때만 선택적으로 인슐린 분비를 자극하는 GLP-1 작용제와 이를 불활성화시키는 효소 DPP-4를 억제시키는 약물, 신장에서 당의 재흡수를 억제하여 혈당을 낮추는 약물인 SGLT-2억제제 등이 다수 개발되어 당뇨 조절뿐 아니라 장기적으로 심혈관계 합병증을 현저히 줄여 삶의 질을 개선시키고 기대 수명 또한 많이 연장되었다. GLP-1작용제와 SGL-2억제제는 체중 감량의 효과가 있어서 국내에서는 비만 환자에게도 많이 처방되고 있다.

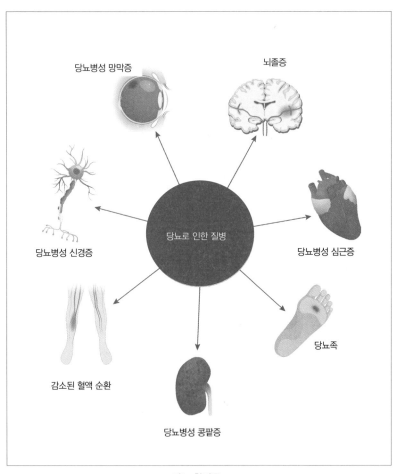

당뇨병성 망막증

뇌졸증

당뇨병성 신경증

당뇨병성 심근증

감소된 혈액 순환

당뇨족

당뇨로 인한 질병

당뇨병성 콩팥증

당뇨 합병증

- **눈** - 당뇨병을 20년 동안 앓으면 약 30~40% 정도에서 당뇨병성 망막증이 발생하며 이는 성인에서 발생하는 실명의 가장 흔한 원인이다.

- **피부** - 당뇨병 환자의 20~30%에서 소양증이 있으며 두 명 중 한 명은 세균이나 곰팡이균 감염을 경험한다.

- **소화 장애** - 당뇨병 환자의 20~50%가 소화불량, 변비, 설사 같은 소화기 장애를 경험한다.

- **콩팥** - 당뇨병성 신장합병증은 당뇨병 환자의 20~40%에서 발생하고 이는 말기 신부전증의 가장 흔한 원인이다.

- **성 기능 장애** - 발기 부전의 가장 흔한 원인이며, 남성 환자의 50%에서 발생하고 여성 환자의 30% 정도가 성 기능 장애를 호소한다.

- **발 궤양** - 당뇨병 환자의 10%가 발궤양을 경험하며 발을 절단한 환자의 85%에서 궤양이 선행한다.

- **혈관** - 당뇨병 환자의 가장 흔한 사망 원인이 혈관합병증이며 60% 이상에서 뇌졸중, 심근경색이 발생한다.

- **신경** - 당뇨병 환자의 60%에서 신경합병증이 발생하며 이로 인해 저림, 감각 이상, 통증 등이 발생한다.

- **간** - 간경변 환자의 30%가 당뇨병 환자이고 내당능 장애(당뇨

이전 단계)는 96%까지 보고되고 있다.

필자의 경우 개인적으론 부친이 인슐린 주사로 당뇨치료를 받던 중 심혈관계 합병증인 급성 심근경색이 발병하여 비교적 젊은 나이에 유명을 달리 하셨기에 의사이기 이전에 환자의 가족 입장에서 당뇨에 관해 많은 관심을 갖고 공부하였다.

최근 진료한 A씨의 경우 모대학병원에서 거의 10년간 인슐린 주사를 맞으면서 관리하던 중 필자에게 진료를 받았다. 그리고 필자의 권유에 따라 치료제를 경구당뇨치료제로 바꾼 후 목표 혈당으로 조절되었다. 환자는 삶의 질 또한 많이 개선되었다며 매우 만족했다. 그러면서 환자분이 본 의원의 홍보대사가 되어준 재미있는 경험도 있다.

이처럼 나의 부친이 당뇨로 치료받던 1980년대와 현재는 당뇨 치료의 패러다임 자체가 완전히 바뀌었다. 앞에서 소개한 다양하고 효과적인 약제들이 개발되어 진료 현장에서 실제 인슐린 주사를 통한 치료 환자는 현저히 줄어든 상태다.

당뇨는 한번 생기면 완치가 안 될 뿐 아니라 오히려 지속적으로 악화되어 결국 경구약제가 아닌 인슐린 주사 치료가 필요할 정도

로 진행된다. 따라서 초기 단계부터 엄격하게 끊임없이 관리해야
한다.

혈당 조절이 잘 안될 경우, 당연히 합병증의 유병률이 높아지는
만큼 근거 없는 민간요법에 좌지우지하여 시간과 경제적인 낭비
를 하지 말고 당뇨 전문의와 함께 정확한 진단과 치료를 해야 한
다. 이렇게 풀어가는 것만이 건강한 나의 미래가 보장되는 지름길
임을 명심하기를 바란다.

고혈압의
올바른 이해

2020년은 온 국민이 1년 내내 마스크를 쓰고 다녀도 도대체 수그러들지 않는 코로나로 정신없는 해였다. 강력한 전염성을 가진 이 코로나는 특히 고령에게 또, 기저 질환을 갖고 있는 환자에게 가혹했다. 여기서 말하는 기저 질환의 대표 질환으로는 고혈압이 꼽힌다. 고려대안암병원 연구팀은 코로나 51개 논문을 분석한 결과, 고령의 고혈압, 당뇨 등 심혈관 기저 질환자는 물론 50대 이하의 젊은 환자들이 고혈압, 당뇨 등 심혈관 질환이 있을 때 위중증 및 사망 위험도가 두 배 이상 높게 나왔다고 발표했다. 이 결과는 고혈압 등 만성 질환자라면 나이에 상관없이 건강한 사람에 비해 크게 위험에 노출되어 있음을 말하고 있다.

우리나라의 경우 30세 이상의 약 30%가 고혈압을 가지고 있으며 60세 이상의 환자는 절반 이상이 고혈압이 있는 것으로 알려져 있다. 고혈압은 대부분 증상이 없어 병원에서 진찰 혹은 검사 중에 우연히 발견되는 경우가 대부분이다.

고혈압은 본태성 고혈압과 이차성 고혈압(신혈관성 고혈압, 쿠싱 증후군, 알도스테론증, 갈색세포종 등)으로 나뉜다. 이차성 고혈압은 원인 질환이 있어 이차적으로 혈압이 높아지는 경우로 혈압을 상승시키는 질환을 치료하면 혈압이 정상화된다. 그에 비해 90% 이상의 사람들이 속한 본태성 고혈압은 꾸준한 관리와 치료가 필요하다.

고혈압은 다음과 같이 나눈다.

	수축기 혈압	이완기 혈압	권장 치료
정상	120 이하	80 이하	정기 혈압 체크
고혈압 전 단계	121~139	81~89	생활 습관 교정
1단계 고혈압	140~159	90~99	생활 습관 교정 및 약물 치료
2단계 고혈압	160 이상	100 이상	

고혈압 전 단계에서도 심혈관계 합병증의 발생이 2배 증가하며, 140/90의 1단계 고혈압은 5배 이상 그 빈도가 증가한다고 알려져 있다. 본격적인 약물 치료 전 단계인 고혈압 전 단계부터 생활 습관 개선(운동, 저염식, 저지방식, 고칼륨고칼슘식, 금주, 금연 등)을 권고한다.

체중이 10kg 줄면 혈압이 10$mmHg$ 감소하고, 저나트륨식으로 2~8$mmHg$, 규칙적인 운동(하루 30분 이상 주 3회 이상)으로 5$mmHg$, 금주와 금연으로 10$mmHg$, 정도의 혈압 감소 효과가 있는 것으로 알려져 있다. 즉, 생활 습관만 바꾸어도 고혈압 전 단계 환자는 정상 혈압을 유지할 수 있다는 것을 알 수 있다.

고혈압은 흔히 침묵의 살인자라는 닉네임으로 불리곤 한다. 그 것은 대부분의 환자가 증상이 없이 지내다가 갑자기 뇌졸중(뇌경색, 뇌출혈), 허혈성 심장 질환(심근경색, 협심증), 안 질환, 신장 질환 등 심혈관계의 치명적인 합병증을 유발하기 때문이다.

고혈압 치료약물은 최근 양적, 질적으로 많이 발전되어 왔다. 과거에는 칼슘차단제와 베타차단제가 주로 많이 사용되었으나, ACE억제제와 ARB제제가 신장 기능을 보호하는 효과가 있고 상대적으로 부작용이 적어 많이 사용되고 있다. 또 노인층에게는 이뇨제가 우선적으로 처방되어 왔다. 한 가지 약제로 혈압이 조절되지 않는 환자는 여러 가지 약들을 복합적으로 처방해야 하는데 필자는 6가지 약제를 복합 처방하여야 하는 환자도 있었다. 그래서 최근 여러 가지 약제를 함께 넣어 만든 복합제가 복약 순응도와 환자 거부감을 개선시키기 위해 개발되고 처방 양상도 점차 바뀌는 추세이다.

또한 최근에 고지혈증 치료제인 스타틴계 약물, 파이브레이트계 약물이 많이 개발되고 발전되어 고혈압 치료와 병행할 경우 고혈압을 단독 치료하는 경우보다 심혈관계 합병증을 30% 이상 줄일 수 있다는 연구결과들도 계속 보고되고 있다.

고지혈증은 콜레스테롤과 중성지방이 높은 상태로 콜레스테롤은 저밀도콜레스테롤(LDL)과 고밀도콜레스테롤(HDL) 나뉘며 특히 LDL을 낮추고 HDL을 높이는 방향으로 치료제가 개발되고 있으며 중성지방(Triglyceride)에 대한 치료제도 많이 개발되어 고혈압 치료와 함께 많이 병용 치료되고 있다.

고혈압이 있는 경우 LDL콜레스테롤은 $100mg/d\ell$ 이하, 중성지방(TG)은 $150mg/d\ell$ 이하를 목표하여 치료하고 있으며 이런 치료제의 발달로 실제로 심혈관 질환의 합병증을 많이 줄여 기대 수명 또한 많이 연장될 것으로 기대하고 있다.

환자들이 병원에서 처음 고혈압 진단을 받으면 거의 예외 없이 혈압약 복용을 거부하거나 두려워하는 경향이 있다. 한번 혈압약을 먹으면 죽을 때까지 먹어야 하며 중단하면 더 큰 문제가 발생한다는 근거 없는 이야기를 제시하며 말이다. 이 말이 일부분은 맞다고 할 수도 있다. 본태성 고혈압의 대부분이 노인군에서 발견되고 이는 수십년 간 서서히 혈관이 좁아지고 굳어지면서 발생한 것이기 때문에 혈압약을 중단하는 것이 쉬운 일이 아니다. 하지만 진료 현장에서는 환자가 자기관리를 잘하고 여러 순환기 약물들이 개발되면서 드물게 혈압약을 중단하고 생활요법만으로 관리가 되는 경우가 종종 있다.

20여 년간 진료를 하면서 고혈압 환자와 같은 관리가 필요한 무증상 환자를 적극적인 치료군에 들어오게 하는 노력이 의사인 필자의 중요한 일과가 되었다. 고혈압은 일단 발생하면 완치보다 관리하는 질환임을 인식하고 담당 주치의 선생님을 믿고 꾸준히 관리받는 것이 기대 수명을 늘리고 건강한 삶을 보장하는 유일한 길임을 명심하기를 바란다.

생활 속 고혈압 예방 수칙

- 음식을 짜지 않게 골고루 먹는다.

- 지방을 줄이고 채소를 많이 섭취한다.

- 적정 체중을 유지한다.

- 매일 30분 적당한 운동을 한다.

- 담배와 술은 멀리한다.

- 주기적으로 혈압을 측정하고 병원을 방문해 의사의 진찰을 받는다.

- 스트레스 받는 환경을 피하고 평온한 마음을 유지할 수 있도록 노력한다.

피부뿐 아니라 정신 건강도 잃을 수 있는 탈모와 여드름

지인의 집에서 함께 식사를 할 일이 있었다. 모자를 푹 눌러쓴 아이가 식탁으로 와 고개만 까딱하더니 자리에 앉았다. 지인의 아들이었다. 어릴 때 한 번 보고 오랜만에 보니 많이 성장하였다. 반가운 마음에 말을 걸었다.

"벌써 고등학생이라고? 요즘 공부하느라 힘들지?"

아이가 고개를 푹 숙인 채 답이 없다.

"어른 앞에서 모자도 안 벗고 예의 없이 이게 뭐니? 전에는 안 그러더니 얘가 요즘 사춘기인지 이래요. 학교도 안 가려 하고. 식구하고 말도 잘 안 하고. 집에서도 모자를 쓰고 학교에 갈 때도 후드 모자를 뒤집어쓰고. 사내아인데도 틈만 나면 거울이나 보고. 어휴."

어릴 적 유달리 명랑했던 아이로 기억하는데 무슨 일인가 싶어 가만히 아이를 보니 얼굴에 여드름이 많이 나 있었다. 한창 외모에 민감할 나이일 텐데 신경 쓰일 정도였다.

"혹시 여드름 때문에 그러니? 내가 보기에는 피부과를 한 번 가 보는 것도 좋을 것 같은데 병원에 가봤니?"

"겨우 여드름 같고 무슨 병원에 가요."

지인은 어이없다는 듯 내 말을 받았다. 하지만 아이는 고개를 번쩍 들고 나를 봤다.

"사춘기는 외모에 빈감한 시기인데 겨우라니요. 여드름도 병이에요. 저 정도면 통증도 있을 것 같은데. 치료가 가능한데 왜 그냥 두세요?"

내 말이 반가웠는지 아이가 입을 뗐다.

"여드름을 치료할 수 있어요? 엄마 아빠가 깨끗이 씻기만 하면 곧 괜찮아진다고 하는데 중학교 때부터 이렇거든요. 친구들도 못생겼다고 엄청나게 놀려요. 저 정말 치료하고 싶어요."

"그럼 치료할 수 있지. 요즘 좋은 약도 많이 나오고. 네가 한창 클 때라 남성호르몬이 많이 나와서 그러는 거야."

아이는 내 대답에 뭔가 생각이 났는지 갑자기 모자를 벗으며 말했다.

"혹시 저 이거 탈모예요? 여기에 이렇게 머리카락이 없어요. 전에는 뒤통수가 그랬는데 이제 옆이 그래요. 탈모는 남성호르몬이 많이 나오면 생긴다던데……. 그렇지 않아도 여드름 때문에도 진짜 밖에 나가기 싫은데 머리카락까지 없으면 난 그냥 사라져버릴 거예요."

아이가 옆머리를 들춰 보여준 곳에는 오백 원짜리 동전만 하게 머리카락이 없었다. 원형탈모였다.

"원형탈모인 거 같은데, 요즘 공부 때문에 신경을 많이 쓰니? 스트레스 같은 것이 주요한 원인이야. 당연히 피부과에 가면 치료받을 수 있어."

"진짜요? 친구들이 탈모는 유전이라 치료가 안 된다고 엄청 놀렸는데 가능한 거예요?"

"그럼. 요즘은 유전적인 탈모도 일찍만 가면 더 진행이 안 되게 할 수 있는걸. 넌 일시적인 거니깐 분명 치료 가능할 거야."

내 말이 힘이 되었는지 아이 얼굴이 순식간에 밝아졌다. 헤벌쭉 웃으며 밥을 먹는 모습을 보니 그동안 얼마나 마음고생이 심했을지 안쓰러웠다.

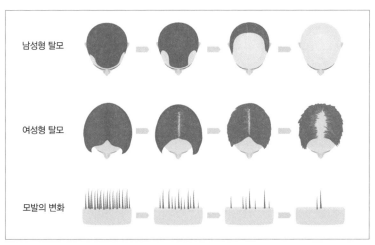

남성형 탈모는 이마의 헤어라인이 점점 뒤로 물러나면서 정수리의 머리카락이 빠지고, 여성형 탈모는 앞머리를 유지한 채 정수리의 모발이 가늘어지며 간격이 넓어진다.

탈모(Alopecia)란 정상적으로 모발이 있어야 할 곳에 모발이 결여된 상태를 말하며 두피에 있는 탈모가 주로 문제가 된다. 우리 몸 전체에 약 500만 개의 털이 있고 두피에는 우리나라 사람의 경우 10만 개 정도의 모발이 있는 것으로 알려져 있다. 이러한 털은 개인간 차이는 있으나 생장기, 퇴행기, 휴지기를 거치면서 주기적으로 자라고 빠지기를 반복한다. 휴지기에 보통 모발이 빠지는데 머리를 감거나 빗질을 하는 중에 하루 100개 이하로 빠지면 정상으로 보고 그 이상이면 병적인 탈모로 간주하여 전문의와 상담이 필요하다.

탈모의 종류는 남성형 탈모, 여성형 탈모, 원형 탈모, 휴지기 탈모로 나누며 남성형 탈모가 가장 빈번하고 병원을 방문하는 환자의 대부분을 차지한다.

남성형 탈모의 특징은 초기에 이마의 헤어 라인이 뒤로 밀리며 앞머리와 정수리 부위에 탈모가 나타나고 전체적으로 모발이 가늘어지는 특징이 있다. 원인의 90% 이상이 유전적인 배경이 있다.

여성형 탈모의 특징은 앞쪽 머리는 유지된 채 정수리의 모발이 가늘어지면서 모발간 간격이 넓어지는 것이다. 여성의 탈모 원인 또한 남성과 마찬가지로 남성호르몬에 있다. 그래서 여성의 경우 여성호르몬이 감소하고 남성호르몬이 강해지는 폐경기 쯤에 탈모가 두들어지게 보인다.

치료제는 남성호르몬인 DHT가 모발 성장을 억제해서 생기므로, DHT를 만드는 5알파-환원효소제를 차단하는 약을 사용한다. 이 약물은 하루 한 번 복용하면 되는데, 피나스테라이드(Finasteride)와 두테스테라이드(Dutesteride) 두 종류가 있으며 효과는 비슷하다.

간혹 이런 약제들이 남성호르몬의 생성을 억제시켜 성 기능이 저하된다는 이야기를 하는 환자가 있는데 실제로 약 복용 환자의 1~2%만이 성욕 감퇴, 정액량 감소 등의 성 기능 저하가 보고 되었다. 대부분의 환자는 문제가 없는 것으로 알려져 있으며 성 기능 저하는 약을 중단하면 바로 회복되어 걱정할 필요는 없다.

또한 바르는 약제로 미녹시딜(Minoxidil)이 있으며 남자는 5%, 여자는 3% 농도의 약제를 탈모 부위에 1㎖ 정도의 양을 하루 2회 정도 바르면 탈모에 도움이 된다. 단 효과는 6개월 이상 지속적인 사용 후에 나타나므로 중간에 효과가 없다고 중단하여서는 안 된다. 미녹시딜은 혈압약으로 처음 개발되어 이용되다가 복용한 환자들이 부작용으로 발모 현상을 호소하여 현재는 머리에 바르는 탈모치료제로 자리 잡은 약제이다. 저혈압의 부작용이 있어 경구약은 거의 사용되지 않으나 최근 저용량의 경구약제가 부작용을 줄이면서 효과적으로 탈모치료에 사용될 수 있다는 논문들이 나오고 있다.

원형 탈모증은 국소적으로 원형 혹은 타원형의 형태로 탈모가 진행되는 질환으로 경우에 따라 두피 전체와 눈썹, 턱수염까지 빠지는 경우도 있다. 이 질환은 남성형 탈모와 여성형 탈모와는 다르게 그 원인을 자가면역성에 있다고 보고 있다. 실제로 갑상선 질환이나 루프스 같은 자가 면역 질환이 있는 경우 많이 발생하고 스트레스와도 밀접한 연관이 있는 것으로 보인다.

스테로이드 제제를 병변 부위에 국소 주사해주면 좀 더 빨리 증세가 좋아지며, 아무런 치료를 하지 않아도 보통 6개월 후에 대부분 자연치유 되지만 병변이 크거나 여러 개인 경우, 재발하거나 1년 이상 지속된 경우는 치료가 어려울 수 있다. 국소 치료로 효과가 없을 때 사이폴엔 같은 전신 면역 억제제를 드물게 사용하기도 한다.

휴지기 탈모는 모발의 성장 과정 중 휴지기의 비율이 비정상적으로 높은 경우 나타나며 심한 스트레스, 임신, 영양결핍, 내분비 질환이 있을 때 주로 발생하나 6~12개월 이내에 자연치유 되어 특별한 치료가 필요치 않다.

탈모는 유전적인 측면이 강하고 일단 많이 진행되면 이전 상태로는 돌이키기 어려운 질환이다. 평소보다 모발이 많이 빠지거나 가늘어지는 현상이 있으면 초기 탈모로 생각하여 전문의와 상담하길 바란다. 정확한 진단과 치료를 하면 심한 탈모를 최소한으로 막을 수 있으므로 민간요법이나 탈모 샴푸와 같은 근거 없는 치료법을 믿고 시간을 낭비하는 일이 없기를 바란다.

여드름 Acne

우리 몸에는 기름을 분비하는 피지선이 털이 자라는 모낭과 연결되어 있다. 평소에는 분비된 피지가 모낭 입구로 배출되어 문제가 없지만, 피지분비가 많아지거나 염증이 생기면 모낭이 막히면서 여드름이 생긴다. 여드름 원인은 대부분 유전적 소인이 있다.

여드름을 발생 시기에 따라 분류하면 신생아 여드름, 소아기 여드름, 사춘기 여드름, 성인 여드름이 있다. 신생아와 소아 시기의 여드름은 일시적인 호르몬의 불균형으로 생기며 수개월 내에 사라지므로 보통 치료할 필요는 없다.

가장 빈번하고 문제가 되는 여드름이 사춘기인 청소년기의 여드름인데 보통 14~16세 사이에 많이 발병한다. 대부분 수년 내에 사라지지만 20대 이후까지 지속되는 경우도 많이 있다. 이때 여드름이 많이 발병하는 것은 남성호르몬인 안드로젠(Androgen)이 남녀 모두에게 피지선을 발달시켜 피지분비를 증가시키기 때문이다. 이렇게 되면 여드름균이라고 불리는 피아크네(P.acnes)가 염증을 일으키고 결국에 피지, 염증 물질, 균 등이 모낭 입구를 막아 고형의 피지 덩어리인 면포(Comedon)를 만드는데 이것이 여드름의 주원인이 된다.

청소년기에는 일명 티존(T-zone)으로 일컬어지는 이마, 코 주변에 많이 발생하는 특징이 있다. 성인 여드름은 유존(U-zone)이라고 하는 뺨, 입술과 턱 주변에 주로 발생하며, 남성보다 여성에게서 3배 이상 많이 발병한다. 스트레스와 술, 약물, 단 음식 등이 악화 요인이며 사춘기 여드름보다 발생 개수는 적게 나타나지만 좀 더 오래가는 경향이 있다.

여드름은 병변의 형태에 따라 염증성 여드름과 비염증성 여드름으로 구분한다. 먼저 비염증성 여드름은 모공이 닫힌 상태에서 흰색의 면포가 피부 아래에 보여 화이트헤드(White head)라 부르는 폐쇄 면포가 있다. 또 모공이 열려 면포가 입구로 이동하고 색소침착이 되어 검게 되는 블랙헤드(Black head)라 불리는 개방 면포가 있다. 이러한 비염증성 여드름이 피아크네와 같은 세균 증식과 염증 반응이 진행되면 붉은 여드름을 거쳐 농포(Pustule)를 형성하는 화농성 여드름으로 발전하고 심하면 결절이나 낭종을 형성하기도 한다.

여드름의 치료는 염증 유무와 상태에 따라 달라질 수 있다. 환자가 임의로 화장품이나 약을 선택하여 사용하는 것은 오히려 병변을 악화시킬 수 있어 위험하니 전문의와 반드시 상담이 필요하다. 치료의 종류는 바르는 약, 먹는 약, 레이저치료, 외과적 치료로 나눌 수 있다. 바르는 약은 주로 경증이나 중간 정도의 여드름에 적용되고 항생제나 비타민A 제제를 사용하여 항균, 항염, 각질 제거 작용을 통해 증상을 개선한다.

불안한 마음이 몸으로 표출되는
과민성 대장증후군

병원 근처 대학교에 다니는 20대 청년이 내원했다.

"학교에 입학한 후부터 점심을 먹고 한 5분쯤 있으면 꼭 화장실을 가야 해요. 설사는 아니지만, 번번이 식사를 하고 나면 화장실을 가게 되니 친구들에게 눈치가 보여요."

아니, 취업에 시달리는 4학년도 아니고 이제 막 입학한 신입생에게 무슨 일일까.

"혹시 전에도 이런 적이 있나요?"

"아니요. 고등학교 때는 그런 적이 없어요. 그런데 입학하고 아

침을 굶고 오는 경우가 많아 학교에서 첫 끼니를 먹을 때가 많거든
요. 그렇게 첫 끼니를 먹으면 꼭 화장실을 가고 싶어져요. 선배들
이 밥을 사주는 경우도 많은데 밥 먹고 화장실 가겠다고 말하는 게
창피해요. 과에 이미 다 소문이 났을 정도예요."

배를 촉진, 청진해 봤지만 장염 등 별다른 증상이 없었다.

"혹시 요즘 무리하고 있는 게 있나요?"

"제가 요즘 사람들을 사귀려고 노력하고 있거든요. 그래서 동아
리 모임도 빠지지 않고 다 참석하다 보니 아무래도 체력적으로 힘
들긴 해요. 그래도 친구도 사귀고 선배도 알려면 어쩔 수 없어요."

"학생! 친구는 저절로 사귀어질 텐데 그렇게 무리할 필요 있을까
요?"

"집이 멀어 학기 초에 모임에 나가질 않았더니 저만 같이 다니는
친구가 없어요."

시무룩하게 말하는 것이 안 되어 보였다.

"과민성 대장증후군인 것 같네요. 환경이 바뀌면서 긴장을 많이
하고 그로 인해 스트레스가 많았던 모양이에요. 장 운동을 조절하
는 약을 처방해 줄게요. 단, 이 약이 치료를 해주는 것은 아니에요.
증상을 완화시켜 줄 뿐이에요. 본인이 마음을 편안하게 가져야만
치료가 될 거예요."

과민성 대장증후군(Irritable bowel syndrome)은 염증이나 종양과 같은 기질적인 질환이 없는 상태에서 만성 경과를 밟는 복통, 복부팽만감, 잦은 무른 변 등을 주요 증상으로 하는 기능적인 장애이다. 아직 정확한 원인은 밝혀지지 않았지만, 대체적으로 정신적인 스트레스와 연관이 있는 것으로 받아들이고 있다.

이 증후군은 20~50대에서 흔히 발생하며 남성보다 여성에게 더 많이 발생한다. 실제로 필자의 경우 대학가 근처에서 병원을 운영하다 보니 젊은 학생들이 복부 팽만감, 복통, 잦은 설사 등을 호소하며 병원을 내원하는 경우가 자주 있다. 특히 시험이나 취업을 준비하는 학생들이 이러한 증상으로 방문하는 경향이 높았다.

환자에 내한 병력 청취, 엑스선 검사, 혈액 검사 등을 해도 모두 정상 소견을 보이며 장운동을 조절하는 약물 처방과 함께 스트레스 관리, 식이 조절, 적당한 운동 등을 처방하면 대부분 증상이 개선되는 경우가 많다. 물론 잦은 재발이 문제이긴 하지만 말이다. 이외에 유전적인 요인, 대장의 운동과 감각 이상, 면역체계 이상, 장내세균의 변화 등이 과민성 대장증후군의 원인으로 알려져 있다.

소화기 증상을 호소하는 환자의 약 20~30%가 과민성 대장증후군으로 진단될 정도로 많은 환자들이 이 질환을 앓고 있지만 원인이 불분명한 만큼 확실한 완치를 할 수 있는 방법 또한 없는 것이 현실이다. 앞서 열거한 증상 이외에도 과민성 대장증후군 환자는 심계항진(두근거림), 두통, 생리불순, 불안, 우울, 배뇨 장애 등을 호소하는 경우도 있다.

진단은 기질적인 원인에 의한 병이 아니므로 다른 질환을 감별 진단하는 것이 매우 중요하다. 50세 이상에게서 증상이 처음 발현 하거나, 혈변을 동반하고, 빈혈, 체중 감소 등을 보이는 경우는 대 장암, 염증성장 질환(궤양성대장염, 크론씨병), 갑상선 기능 항진증 등을 의심할 수 있다. 이런 경우 일반 혈액 검사, 갑상선 기능 검 사, 대장 내시경 검사, 대변 검사 등을 시행해야 한다. 이런 검사에 서 모두 정상이면 비로소 과민성 대장증후군으로 진단하게 되는 것이다.

치료는 정신적인 스트레스나 심리적인 요소가 가장 중요한 원 인이기 때문에 심각한 질환이 아니라는 인식 전환이 매우 중요하 다. 증상을 악화시키는 기름지거나 자극적인 음식을 피하고 과식 을 하지 않으며 규칙적인 식사와 적당한 운동 등이 도움이 될 수 있다.

약물치료로는 장의 운동을 억제 또는 조절해주는 진경제, 수분 을 흡수해 대변의 부피를 증가시키는 변비 치료제와 경우에 따라 심한 스트레스를 줄여주기 위해 소량의 안정제 등을 함께 사용할 수 있다.

이 질환은 스트레스와 연관이 많다고 해도 환자의 인격장애와는 무관하다. 또 암이나 궤양성 대장염, 크론씨병 등 심각한 질환과 연관되는 경우는 없으므로 크게 걱정할 필요는 없다. 하지만 직장, 학교생활에 적지 않게 지장을 주는 것이 사실이므로 평소 스트레스를 줄이는 노력과 긍정적인 사고방식, 적당한 걷기 운동 등을 통해 장운동을 정상화하려는 노력이 필요하다고 할 수 있다.

아직은 다스리는 것 밖에
방법이 없는 염증성 장 질환

염증성 장 질환(Inflammatory bowel disease)은 장관 내 비정상적
인 염증이 반복적으로 일어나서 염증의 호전과 재발이 지속되어
이와 연관된 장의 여러 증상이 발생하는 질환이다. 정확한 원인은
아직 알려지지 않았으며, 대표적으로 크론병(Crohn's disease)과 궤
양성 대장염(Ulcerative colitis)이 있다.

크론병 Crohn's disease

크론병은 얼마 전 모방송사의 '미스터트롯'이라는 프로그램에 출

현한 개그맨 출신 가수가 이 질환으로 수술까지 받아 힘들게 출현하였다고 밝혀 많은 시청자들이 관심을 가지게 되어 다시 한 번 이슈가 된 병이기도 하다.

염증이 대장에만 국한적으로 발생하는 궤양성 대장염과 달리 입에서부터 항문까지 소화기 전체에 걸쳐 발생하는 만성 염증성 장 질환이다. 염증은 장의 모든 층을 침범하며 연속적인 병변을 보이지 않고 드문드문 발생하는 경우가 대부분이다. 호발 부위는 소장 말단 부위와 대장이 시작되는 회맹장(Ileocecum) 부위이며 소장, 대장 순서로 발생하는 것으로 알려져 있다.

발생 원인은 아직 명확히 밝혀져 있지 않으며 다만 유전적, 환경

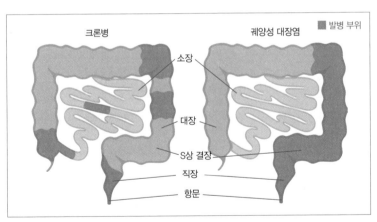

크론병과 궤양성 대장염 발병 부위

적 요인과 장내세균에 대한 면역체계의 이상, 흡연 등이 관여하는 것으로 알려져 있다. 대부분 환자가 복통, 설사, 체중 감소 등을 호소하며 관절염, 홍채염(Iritis), 포도막염(Uveitis) 등 소화기 외 증상도 보인다. 간혹 치핵, 치루 등 항문 질환이 비정상적으로 나타날 때 크론병을 의심할 수 있다.

크론병은 한 가지 방법으로 진단할 수 없고 자세한 병력 청취, 혈액 검사와 내시경 검사를 하게 되며 내시경 소견에서 종주궤양, 아프타궤양, 조약돌 모양의 점막병변들이 비연속적으로 보인다. 경우에 따라 초음파와 CT 검사 등을 시행하기도 한다.

크론병은 원인이 명확이 밝혀져 있지 않아 치료 목표가 완치보다는 관해[55] 유지에 맞춰져 있다. 치료제로는 설파살라진 등의 항염증제, 스테로이드, 면역조절제, 항생제, 생물학적 제제 등이 있다. 이러한 약물치료에도 불구하고 병변이 악화되거나 천공, 농양, 대량출혈, 장협착 등의 합병증이 발생할 경우 전체 환자의 50%에서 장절제 등의 수술적인 치료를 하기도 한다.

크론병은 증상의 호전과 악화를 반복하며 진행되지만 질병 초기에는 장기간의 관해기간(증상이 없이 지내는 기간)을 유지하기도

---

55) 질병의 증상이나 병변이 감소하거나 소실된 상태.

하여 환자가 치료를 외면하는 경우가 종종 있어 결국 질병을 크게 악화시키게 되는 빌미를 제공하기도 한다. 만성 재발성 염증의 질환 특성상 대장점막의 변화로 대장암의 발생이 정상인에 비해 2배에서 4배까지 높게 보고되고 있어 의사의 지속적인 관리와 검사가 필요한 질환이다. 특정한 음식으로 질환을 관리하는 것은 어렵지만 고지방식, 가공육, 자극이 강한 향신료, 알코올 등은 피하는 게 바람직하다고 할 수 있다.

궤양성 대장염 Ulcerative colitis

크론병과 다르게 궤양성 대장염은 대장에서만 국한해서 발생하는 만성 재발성 염증성 상 질환이며 간헐적인 병변을 보이지 않고 병변이 연속적으로 이어져 있는 소견을 보이는 것이 특징이다. 거의 모든 환자는 직장에 염증이 있으며 절반은 직장과 S상결장에 나머지 절반은 좌측, 횡행, 우측결장까지 침범하고 염증은 점막과 점막하층에 국한되어 나타난다.

궤양성 대장염의 원인도 크론병과 비슷하게 유전적, 환경적 요인과 면역반응의 이상으로 발병하는 것으로 알려져 있으며 식생활의 서구화로 우리나라를 포함한 동양에서도 점차 증가하는 추세다. 궤양성 대장염은 만성 재발성 대장염, 만성 지속성 대장염,

급성 전격성 대장염 세 가지로 나뉘며 95%가 만성 재발성 대장염이다.

증상으로는 혈액과 점액을 포함한 묽은 변을 보이며 복통, 식욕부진, 체중 감소, 피로감, 빈혈 등의 증상과 관절염과 같은 소화기계 이외의 증상 등이 함께 나타나기도 한다. 진단은 병력 정취, 혈액 검사, 엑스레이와 내시경 검사 등으로 하고 내시경상 가성용종과 궤양, 출혈 등이 보이며 조직 검사를 통해 확진한다.

궤양성 대장염도 완치가 어려워 치료의 초점은 증상 없이 잘 지낼 수 있게 하는 관해를 유지하여 삶의 질을 높이게 하는 데 있다. 치료약제는 설파살라진같은 항염증제, 스테로이드, 면역조절제, 항생제와 생물학적 제제 등이 있으며 질환의 중증도와 증상에 맞게 치료방침을 세우며 약물치료 후 악화되거나 합병증이 발생하면 수술적인 치료도 고려할 수 있다.

이 질환은 증상의 악화와 호전이 반복되며 장시간 증상 없이 지내기도 한다. 직장에만 국한된 경우에는 예후가 나쁘지 않아 약물치료에 반응이 좋으면 완치가 되기도 한다. 10년 이상 궤양성 대장염을 앓고 있는 환자는 대장암의 발생이 3~4배 많은 것으로 알려져 정기적인 내시경 검사가 필요하다.

궤양성 대장염 환자는 식사 일지를 써서 증상을 악화시키는 음식을 피하는 것이 바람직하며 주치의 지시에 따라 일관되고 꾸준한 치료를 받는 것이 무엇보다 중요하다.

울컥 올라오는 쓴맛,
암이 될 수 있다

40세 정도의 여자 환자가 자꾸 기침이 난다며 내원하였다.

"선생님, 두 달 전부터 목이 간질간질하면서 기침이 나오는데 감기약을 먹어도 없어지질 않아요. 이비인후과도 가보고 내과도 가봤는데 똑같아요."

"혹시 폐 질환이 있는지 모르니, 일단 흉부 엑스선 검사를 해 봅시다."

검사 결과는 정상이었다.

"폐에 이상이 없는데 기침이 계속 나온다면, 알레르기나 역류성 식도염의 가능성이 있어요. 그 방향으로 약을 복용해 보지요. 위에 자극이 될 수 있는 카페인이 들어 있는 커피, 음료, 술은 드시지말고요."

1주일 후, 환자가 다시 내원했다.

"선생님, 기침이 많이 좋아지고 목도 매우 편해졌어요."

이처럼 호흡기 문제가 아니라 역류성 식도염의 증상으로 목의이물감과 기침 증상이 있을 수 있다. 이런 경우 일반 진해거담제를복용해도 기침 증상은 해결되지 않는다.

역류성 식도염(Gastroesophageal reflux disease=GERD)은 위의음식물과 위산을 포함한 위액이 역류하여 하부식도에 반복적인손상을 주어 발생하는 만성 염증성 식도 질환이다. 필자가 대학병원에 근무하던 1990년 초에는 소화성 궤양(위궤양, 십이지장궤양)과 미란성 위염 등이 상부위장관 질환의 대부분이었고 상대적으로 역류성 식도염은 흔하지 않았던 것으로 기억한다. 그러나 최근건강검진의 보편화와 고지방식으로 대변되는 식생활의 서구화 그리고 커피, 탄산음료의 대중화 등으로 가히 역류성 식도염 환자가폭발적으로 늘어나고 있는 것이 현실이다.

식도염으로 인한 증상은 흉골 안쪽에 쓰리거나 뜨거운 느낌

(heart burn)의 위산이 역류하는 느낌부터 인후부의 동통 또는 이물감 등 다양한 증상으로 나타날 수 있다. 식도염의 치료는 위에 언급한 과도한 지방식 섭취와 카페인 함유 음료를 줄이며 식후에 바로 눕는 습관만 교정해도 많이 개선된다.

빠른 치료를 위해서 최근에 개발된 양성자펌프억제 일명 PPI (Proton pump inhibitor)인 에스 오메프라졸, 판토프라졸, 라베프라졸 등과 제산제와 복합제인 제로시드정 등이 많이 처방되고 있다. 최근 P-CAB(칼륨 경쟁적 위산분비차단제)인 케이캡정이 새로 개발되어 식도염 치료에 많이 사용된다. PPI 제제가 공복에 복용해야 하는 불편함이 있었다면 이 제제는 상시 편하게 복용해도 되며 실

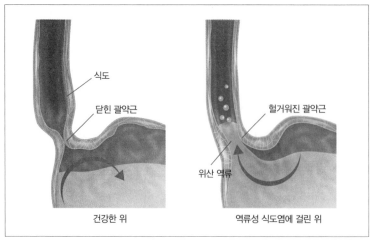

위장 괄약근이 헐거워지며 발생하는 역류성 식도염

제로 좋은 치료 결과를 보이고 있다. 향후에 어떠한 치료제들이 개발되어 이러한 만성적이고 고질적이며 재발을 잘하는 식도염을 완치시킬 수 있을지 기대된다.

필자는 외과의사로서 대학병원에 근무 당시 가장 많이 시행한 응급수술이 급성 충수염 다음으로 위·십이지장궤양 천공에 의한 급성복막염으로 기억된다. 요즈음 후배들에게 들어보면 지금은 거의 보기 힘든 수술이라 하니 격세지감이 느껴진다. 다른 질환에 대한 약제와 마찬가지로 위산분비억제제제를 포함한 항궤양용제들의 발전이 외과의사들의 새벽 단잠을 깨우는 일과를 줄여 줬으니 얼마나 고마운 일인가 절로 웃음이 나온다.

식도염을 치료하지 않고 방치하면 식도 하부의 궤양과 미란 등이 발생하고 식도의 협착이 발생할 수 있다. 또 식도점막에 세포변형을 초래하는 바렛식도(Barrett's esophagus)가 생기면 암 발생의 가능성이 높아 매년 내시경 검사를 시행해야 한다. 위내시경 검사에서 역류성 식도 질환의 반수가 식도염을 동반하는 것으로 알려져 있어 평소 속이 자주 쓰리거나 목에 만성적인 이물감이나 통증, 가슴 통증 등이 있으면 내시경 검사를 받아 초기에 적극적인 치료 받을 것을 권한다.

만사가 귀찮다면 의심하자, 갑상선

채칼에 손바닥을 깊숙이 베인 30대 여성이 내원하였다. 출혈이 심해 매우 겁을 먹은 상태였다. 안정을 시키고 국소마취를 한 뒤 상처 부위를 꿰맸다. 환자는 눈을 꼭 감은 채 고개를 돌렸다 천장을 봤다 하며 발을 동동 굴렀다. 상처 부위를 다 꿰매고 환자를 보는데 아직도 끝난 줄 모르던 환자는 눈을 꼭 감고 천장을 향해 있었다. 그런데 목 중간 부위가 튀어나와 보였다.

"잠시만요, 여기가 의심스럽네요. 촉진을 좀 해 봅시다."

환자는 그제야 눈을 뜨더니 무슨 일인가 어안이 벙벙한 표정이었다. 환자의 목을 살살 눌러 보며 촉진을 했더니 아니나 다를까 멍울이 만져졌다.

"초음파 검사를 해 봅시다."

초음파로 살펴보니 석회화가 진행되어 있는 결절이 보였다. 아무래도 갑상선 암이 의심되었다. 갑상선 결절에 미세침 흡인 세포 검사[56]와 혈액 검사를 진행하였다.

"선생님, 저 갑상선 암인가요?"

"검사 결과가 나와 봐야 알겠지만, 초음파상으로는 아무래도 좀 의심스럽습니다. 암이라고 하더라도 최근에는 내시경으로 손쉽게 수술할 수 있으니 너무 걱정하지 마세요."

환자의 검사 결과는 암이었고, 내시경 수술을 진행하였다. 손을 베어 찾아온 병원에서 갑상선 유두암을 발견하다니 운이 좋은 경우다. 환자도 운이 좋았다며 거듭 감사 인사를 전했다. 그냥 지나칠 수도 있었을 일인데, 덩어리지듯 튀어나온 것이 딱 의심스러운 상황이었다. 오랜 진료 경험에서 오는 감을 무시할 수 없는 것 같다.

우리가 임상에서 접하는 갑상선 질환은 크게 갑상선 내에 생긴

---

56) 가는 바늘을 의심 환부에 넣어 세포를 빼내 진행하는 검사의 한 방법.

결절 혹은 종양으로 인한 문제와 갑상선호르몬의 혈중 부족 또는 과잉에서 오는 갑상선 기능 저하증 또는 항진증으로 나눌 수 있다.

갑성선 결절

실제로 갑상선 결절의 10% 정도만이 목에서 만져지거나 육안적으로 보이고 대부분 환자는 건강검진이나 다른 질환 치료 중에 우연히 발견되는 경우가 많다. 결절의 크기가 1cm 이하이면 전문의가 촉진하여도 잘 만져지지 않는 게 보통이다. 목에 혹이 만져지거나 발견되었을 때 환자들의 최대 관심사는 이 혹이 과연 암이냐 아니냐 하는 것이다. 성인 인구의 30% 정도에게서 갑상선 결절이 발견되고 여자가 남자보다 3~4배 많이 발생한다.

양성 갑상선 결절의 발생 원인은 잘 밝혀져 있지 않으나 유전적

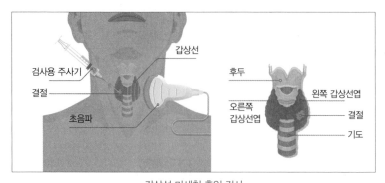

갑상선 미세침 흡인 검사

인 요인과 환경적 요인이 복합적으로 관여하는 것으로 알려져 있으며, 갑상선암은 일부 유전적 요인과 방사선에 노출 병력 등이 연관이 있는 것으로 알려져 있다.

갑상선 결절은 암이라 할지라도 대부분의 경우 증상이 없어 진단을 내리기가 쉽지 않다. 일부의 경우 결절이나 암이 주변의 식도나 기도를 압박해서 연하 곤란이나 호흡 곤란을 일으킬 수 있고 성대 주변 신경을 압박하여 목소리 변화를 일으킬 수 있으나 흔하지는 않다.

정확한 진단을 위해 갑상선 혈액 검사(갑상선호르몬, 칼시토닌 등), 갑상선 스캔, 갑상선 초음파 등을 시행해야 한다. 초음파상 갑상선 결절의 크기가 크거나 석회가 보이거나 가로보다 세로로 길거나 표면 마진이 불규칙하거나 하는 소견이 보이면 암을 의심할 수 있다.

암이 의심되면 바로 가는 바늘을 이용하여 미세침 흡인 검사(Fine needle aspiration biopsy)를 시행하게 된다. 이때 2~3회 찔러 세포를 흡인하게 되는데 바늘이 가늘어 아프지는 않지만 세포량이 충분치 않을 경우 재검사를 하는 경우도 종종 있다. 미세침 흡인 검사가 갑상선암을 진단하는 가장 정확한 검사 방법이나 위양성, 위음성의 결과가 나올 수 있어 다른 임상증상과 비교하여 수술

여부를 결정하기도 한다.

갑상선 결절의 치료는 양성의 경우 필요치 않으며 초음파 검사로 주기적인 추적 관찰로 충분하지만 악성이 의심되거나 추적 관찰 중 종양이 빨리 커지는 경우 수술적인 치료를 고려할 수 있다. 양성종양이지만 크기가 매우 커서 미용적인 문제가 발생할 경우도 수술을 할 수 있다. 과도한 호르몬을 분비하는 기능성 종양의 경우 방사성 요오드 치료를 시행할 수 있다.

갑상선 암의 경우 갑상선을 절제 하거나 한쪽(갑상선) 엽을 절제하게 되는데 수술 후 조직 검사와 병기에 따라 재발을 막기 위해 갑상선호르몬 치료를 하거나 수술로 미처 제거하지 못한 갑상선 조직을 모두 파괴하는 방사성동위원소 옥소 치료 등을 병행할 수 있다. 갑상선 수술 중에 생길 수 있는 합병증으로 부갑상선 기능 저하증, 후두신경 손상에 의한 목소리 손상 등 심각한 부작용을 초래할 수 있어 수술 중 세심한 주의가 필요하다.

최근 심평원 통계에 따르면 갑상선암이 우리나라에서 발생하는 암 중에 1위를 차지하고 있으며 다른 나라에 비해 여성의 발생 비율이 상대적으로 많고 비교적 예후가 좋은 유두암이 갑상선암을 앓고 있는 환자의 90~95%를 차지하고 있으며 1cm 미만의 크기에서도 많이 발견되고 있다는 특징이 있다. 이는 건강검진의 보편화와 진단기술의 발달 때문인 것으로 생각된다.

실제로 본원에서 갑상선 초음파를 경동맥 초음파와 같이 시행하고 있는데 거의 같은 시야에서 함께 볼 수 있기 때문에 갑상선의 결절 유무와 경동맥의 동맥경화증에 의해 막힌 정도를 함께 확인할 수 있어 일석이조의 효과를 보는 검사 방법으로 많이 시행하고 있다. 갑상선 결절과 암은 특별한 예방 방법도 없고 원인도 대부분 불분명하다. 그렇지만 조기 발견하고 치료하면 완치가 가능한 질환이므로 증상이 없더라도 검진이나 다른 질환 치료시에 간단한 초음파 검사와 촉진 등으로 확인하는 것이 바람직하다.

갑상선 기능 저하증 Hypothyroidism

갑상선호르몬(Thyroid hormone=TH)은 뇌하수체에서 분비되는 갑상선자극호르몬(Thyroid stimulating hormone=TSH)의 자극으로 갑상선에서 분비되는 호르몬으로 우리 몸의 전반적인 대사 과정에 관여하는 중요한 호르몬이다. 그래서 갑상선호르몬이 부족하면 대사 과정이 저하되어 추위를 많이 타고, 변비, 무기력증, 피부 건조, 탈모, 땀 분비 감소, 체중 증가, 서맥, 집중력저하, 기억력 감퇴 등이 나타나게 되고 쉽게 피곤하며 의욕이 없어지게 된다.

갑상선 기능 저하증의 원인은 원발성(일차성) 원인과 이차성 원인으로 나뉜다. 이차성 갑상선 저하증은 시상하부, 뇌하수체의 이상으로 주로 발생한다. 95% 이상의 갑상선 기능 저하증은 원발성 원인에 의해 발생한다. 이 중 대부분이 자가면역 질환인 하시모토 갑상선염으로 인한 갑상선 호르몬 분비가 떨어져 발생한다. 일부에서 수술, 방사선치료 등으로 갑상선의 일부 절제 및 전체 파괴로 발생하기도 하고 기타 갑상선 호르몬의 합성 저하 등이 원인이 되는 경우도 있다.

진단은 앞서 기술한 증상들과 혈액 검사상 TH감소, TSH증가, 자가면역항체의 증가 등으로 가능하며 갑상선 결절이 함께 있는 경우 조직 검사를 함께 시행하기도 한다. 갑상선 기능 저하증을 치료하지 않으면 심장 질환이나 의식불명 등의 치명적인 합병증이 발생할 수 있어 반드시 치료하여야 하며 치료는 부족한 갑상선 호르몬을 하루 한번 경구 투약하면 된다. 부족한 호르몬을 보충해주는 개념이기 때문에 특별한 부작용은 없고 투여 기간은 질환에 따라 다르다.

갑상선 기능 항진증 Hyperthyroidism

갑상선 기능 항진증은 과도한 갑상선 호르몬의 분비로 발생하는 질환으로 식욕이 증가하는데도 이유 없이 체중이 빠지고, 맥박이 빨라지고, 더위를 잘 타며, 잦은 설사, 피로감, 불안감이 나타나는 등 갑상선 기능 저하증과 반대되는 증상이 생기며 급성 발작으로 나타나는 경우 생명이 위독할 수도 있다.

갑상선 기능 항진증의 원인은 자가면역질환의 하나인 그레이브병(Graves' disease)에 의한 경우가 대부분이며 중독성 결절 갑상선종, 중독성 선종 등에 의해서도 발생한다. 진단은 앞서 열거한 증상과 증가된 TH, 감소된 TSH, 자가면역항체 양성 등으로 진단이 가능하다. 치료 또한 저하증과 반대로 항갑상선제(안티로이드, 메티마졸)를 투여하여 치료하고 치료 기간 또한 원인과 갑상선 기능 항진증의 정도에 따라 달라질 수 있다. 약 복용 후 2~3주 후면 항

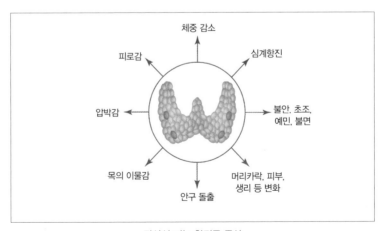

갑상선 기능 항진증 증상

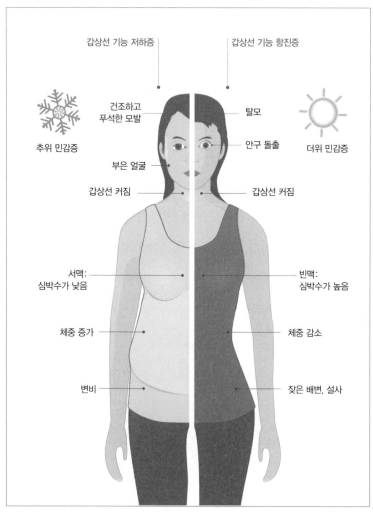

갑상선 기능 저하증

갑상선 기능 항진증

건조하고
푸석한 모발

탈모

추위 민감증

안구 돌출

더위 민감증

부은 얼굴

갑상선 커짐

갑상선 커짐

서맥:
심박수가 낮음

빈맥:
심박수가 높음

체중 증가

체중 감소

변비

잦은 배변, 설사

갑상선 질환

진증으로 인한 대부분의 증상들은 호전되지만, 검사 결과상 TSH가 정상으로 좋아지는데 3~4개월 이상 걸리는 경우가 대부분이다. 모든 검사 결과가 정상으로 좋아지는 데는 더 시간이 많이 걸리므로 보통 1~2년 정도의 장기적인 치료가 필요하다. 드물게 갑상선 절제술 같은 수술이나 방사성 동위원소로 치료하는 경우도 있다.

갑상선 기능 항진증은 젊은 여성(20~40대)에게서 대부분 발생한다. 이유 없이 체중이 감소하고 가슴이 두근거리며 심한 피로감과 더위에 대한 민감성이 커지고 잦은 설사 등이 동반되는 증상을 보이는 여성은 바로 병원을 방문하여 검사하는 것이 바람직하다.

신경줄을 타고 번지는 공포의 띠, 대상포진

"선생님, 왼쪽 어깨와 등이 3일 전부터 이유 없이 콕콕 쑤시면서 아파요."

"어디 봅시다. 외관으로 문제가 보이지 않네요. 관절 문제이거나 근육의 문제가 있을 수 있으니까 엑스레이 한 번 찍어 볼까요?"

엑스레이 결과에는 문제가 없었다.

"이런 경우에는 근육통이나 관절 문제가 있을 수 있으니까 일단 물리치료를 받고 약을 먼저 드셔 보세요."

처방전을 받고 돌아간 환자는 바로 다음날, 증상 개선이 없다며 다시 내원을 하였다.

"이러면 혹시 대상포진일 수도 있겠네요. 육안으로 피부의 발진이 없어도 대상포진에 준해서 약을 한번 먹어 보지요. 그리고 주사도 한 대 맞도록 합시다."

다음날 온 환자의 표정이 밝았다.

"선생님, 어제보다 훨씬 좋아졌어요."

"아, 그러면 대상포진이 맞나 보네요."

대상포진은 피부의 발진으로 상징되지만 수포 없이 통증 증상만으로도 확인하는 경우가 있다.

대상포진 Herpes zoster

대상포진은 머리부터 손발까지 신체의 어디에도 발생할 수 있는 통증과 물집을 동반한 발진을 보이는 신경·피부 질환이다. 척추에서 신경이 좌우 양측으로 나오는데 바이러스가 한쪽 신경을 침범하여 증상은 몸의 한쪽 반을 넘어가서 발생하지 않는 특징이 있다. 대상포진을 일으키는 바이러스는 수두(Chicken pox)의 원인 바이러스인 바리셀라 조스터 바이러스(Varicella-zoster virus)이다. 보통 4~10세 사이의 소아청소년기에 수두를 앓은 병력을 가진 환자의 몸속에 수십 년간 잠복했던 바이러스가 활성화되는 것이

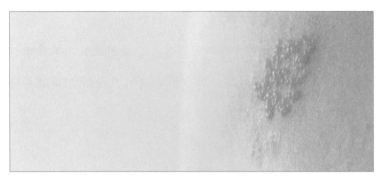

대상포진 수포

다. 활성 조건은 만성 질환에 노출되거나 피곤이 누적되어 몸이 쇠약하게 되면 면역 기능이 떨어지고 이때 재활성화하면서 질환을 일으키게 되는 것이다.

이 질환은 대부분 운동신경보다는 감각신경(약 95%)을 침범하기 때문에 통증이나 소양증, 저린 듯한 느낌의 감각 이상을 호소한다. 증상 발현 3~7일 후에 병변 부위에 수포성 발진이 뭉쳐서 띠 모양으로 발생하여 대상포진이라는 병명을 가지게 되었다.

경험이 많은 의사도 피부발진이 생기기 전에 진단하기는 매우 힘든 질환이고 환자들도 피부의 병변이 나타나기 전에 병원을 방문하는 경우가 많지 않아 치료 시기를 자주 놓치게 된다. 이 질환은 젊은 사람보다는 나이가 많은 사람들에게 주로 많이 발생하며 통증 등의 증상도 노인에게서 더 심하게 나타나는 경향이 있다. 에이즈(AIDS)나 암 등을 앓고 있거나 심한 스트레스를 받는 경우 젊은 층에게도 발생하며 후유증도 생길 수 있다.

이 질환은 바이러스가 신경을 손상시키는 질환이므로 초기에 항바이러스제를 경구나 주사제로 투여하는 것이 매우 중요하다. 이렇게 하는 것이 후에 대상포진후 신경통(Post herpetic neuralgia)이라는 가장 심각한 합병증을 예방할 수 있는 최선이다.

필자의 경우 노인 환자분 중에 이유 없이 몸의 한 부분이 찌르는 느낌의 통증이나 감각 이상을 호소하면 피부의 포진성 발진이 안 보여도 환자에게 설명 후 항바이러스제를 투여하여 빠른 증상의 개선을 본 경험이 여러 번 있다. 그만큼 초기 약물치료가 바이러스의 복제를 억제하고 신경 손상을 최소화시켜 궁극적으로 대상포진 후 신경통의 유병률을 줄인다.

이 바이러스가 눈 주위나 안면부에 신경을 침범하면 실명이나 안면마비와 같은 심각한 합병증을 유발할 수도 있어 매우 주의해야 한다. 최근에 대상포진 예방 백신이 개발되어 50세 이상의 환자에게 평생 1회 접종으로 예방이 가능해 권장되고 있다. 노약자나 젊은 환자라도 면역 기능이 떨어져 있는 경우 접종을 고려해 볼 수 있다.

단순포진 Herpes simplex

단순포진은 입술, 코, 눈 주위와 외음부, 항문 주변에 국소적인 포진과 함께 통증, 소양증과 기타 감각 이상을 동반하는 전염성 피부 질환으로 단순포진 바이러스(Herpes simplex virus)에 의해 발생한다.

이 바이러스는 1, 2형으로 나누며 1형은 안면부에 주로 질환을 일으키고, 2형은 외음부에 주로 병변을 일으키나 일부에서는 1형 바이러스가 외부 성기 주변에 물집으로 발생하기도 한다. 단순포진 바이러스는 비교적 크기가 큰 DNA바이러스로 공기로 전염은 안 되고 환자의 피부나 점막 포진에 존재하는 바이러스에 직접 접촉한 경우 다른 사람의 손상된 피부, 점막 등을 침범하고 감염을 일으킨다. 한 번 감염된 환자는 바이러스가 신경절에 잠복해 있으면서 반복적인 피부 질환을 일으키게 된다.

처음에 감염된 경우를 초발 단순포진이라 하며 증상의 정도가 보통 더 심해 열, 전신 근육통, 무력감 등이 동반되며 국소 림프절 비대도 관찰되기도 한다. 상대적으로 재발단순포진은 증상도 심하지 않고 질병의 경과도 비교적 짧은 편이다. 음부에 발생하는 포진은 성교를 통해 전염되므로 포진이 있는 경우엔 성생활을 삼가고 병변이 없는 경우에도 전염될 수 있어 콘돔 등을 사용하여 예방하여야 한다.

또한 산모가 음부포진에 감염되어 있는 경우 태아에게 감염될 수 있으며 심각한 후유증이 있을 수 있어 출산 시에 의사와 상담 후 철저히 예방할 필요가 있다.

단순포진의 치료제로 아시클로버(Acyclovir), 발라시클로버 (Valacyclovir) 등이 사용된다. 이러한 약제들은 질환의 치료 기간을 줄이고 증상을 개선시키나 질환의 재발을 막는 예방 효과는 없다.

단순포진은 아직 예방 백신이 개발되어 있지 않아 증상이 있는 경우 타인과의 접촉을 최대한 피하는 배려가 필요하고 면역 기능이 떨어지지 않게 평소 건강 관리를 잘하는 게 중요하다.

삶이 송두리째 바뀌는 치매

"할머니 어디 아파서 오셨어요?"

딸과 함께 오신 할머니 환자다.

"안 아파!"

단호하게 말씀하신다.

"이런, 병원에 오셨는데 아픈 곳이 없으시다고요? 허허허, 그럼 여기는 왜 오신거예요?"

"아, 놀러 왔지."

"네?"

병원에 놀러왔다 당당하게 말씀하는 할머니 옆에 있던 보호자가 심각한 표정을 지으며 대신 답한다.

"엄마가 밤새 허리가 아프다고 하셨잖아요. 그래서 힘들게 왔는데 이렇게 말씀하시면 어떡해요."

타이르듯 엄마에게 말하는 딸의 표정에 안타까움이 묻어난다.

"난 안 아파!"

누가 뭐래도 할머니는 같은 말만 반복할 뿐이다.

"그럼 허리 좀 살펴보고 안 아프게 치료해 볼게요, 할머니."

"안 해! 안 아파!"

"엄마, 밤새 아프다고 끙끙 앓지 말고 의사 선생님 말씀 들어요."

"싫어!"

이 환자는 작년까지 고혈압, 당뇨 등의 지병이 있어 내원하곤 했다. 그때는 기억력이 떨어진다는 것 말고는 특이 증상이 없었는데, 몇 개월 사이에 노인성 치매 진행이 의심되는 상황이 된 것이다.

치매(Dementia)는 기억력 저하를 비롯해 언어장애, 시공간 지각력 장애, 행동장애 등 여러 인지 기능의 저하로 과거에 했던 평범한 일상 생활을 할 수 없는 상태를 말한다. 병명이라기보다 90여 가지의 다양한 원인에 의해 발생하는 하나의 증상으로 볼 수 있다.

치매는 선천적인 질환이 아니며 나이가 들면서 서서히 진행되는 뇌의 퇴행성 변화에 의해 발생하므로 우리나라의 경우 65세 이상 노인 인구의 10%가 치매를 앓고 있다고 알려져 있다. 2019년 통계에 따르면 국내 치매 환자 수를 75만 명으로 추정하며, 이 수치는 매 5년마다 2배씩 증가해 2050년에는 270만 명이 치매 진단을 받을 것으로 추정하고 있다.

우리가 한번은 들어본 알츠하이머 치매(Alzheimer's dementia)는 치매 중에 가장 흔한 형태로 전체 치매의 60~70%를 차지하며 뇌세포에 베타 아밀로이드와타우 단백질들이 쌓이고 엉켜서 신경

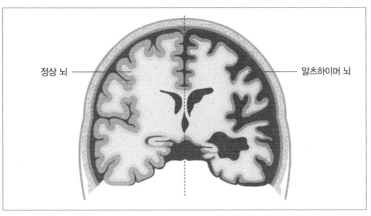

정상 뇌와 비교하면 치매를 앓고 있는 뇌는 쪼그라들어 공간이 많이 생긴 것을 알 수 있다.

세포를 손상시켜 발생한다고 알려져 있다. 일부는 혈관성 치매와도 연관이 있고 아직도 그 발생기전이 완전히 밝혀지진 않았다.

1907년 독일 의학자 알츠하이머에 의해 최초로 보고 되었으며 65세 이전에 발병하면 초로성 알츠하이머(Presenile dementia), 65세 이후에 발병하면 노년기 알츠하이머(Senile dementia)로 분류한다.

알츠하이머 치매는 초기에 물건을 둔 곳을 잊어버리거나, 단어, 사람 이름, 전화번호를 기억 못하는 등의 기억력 손상을 주로 호소한다. 이후 병이 서서히 진행되면 계산 능력이 떨어지고 적절한 언어 구사를 못 하고 판단력이 떨어지면서 일상 생활을 못 하게 되는 뇌의 퇴행성 질환이라 할 수 있다. 로널드 레이건 전 미국 대통령이 임기를 마친 후 알츠하이머 치매를 앓고 있다고 대국민 성명을 한 것은 치매에 대한 경각심을 일깨운 가장 유명한 일화다.

아포지단백 e-4형의 유전자를 가진 사람은 없는 사람보다 치매 발병율이 2~4배 높아 유전적인 소인도 있으나 유전병으로 보지는 않는다. 긴 수명과 호르몬의 영향으로 여성에게서 더 많이 발생한다고 알려져 있으며 뇌 손상을 받거나 학력이 낮은 사람, 독거노인 등에게서도 호발하는 것으로 알려져 있다.

우리가 종종 건망증을 초기 치매로 오인하는 경우가 많은데 건망증의 경우 부분 부분을 기억하지 못하여 힌트를 주면 생각해 내지만 치매는 기억이 저장 자체가 되지 않아서 생기기 때문에 힌트를 줘도 기억을 해내지 못한다는 차이점이 있다.

예를 들어 외식하고 들어온 가족이 "엄마, 그 식당 음식 맛있었지?"라고 할 때, 건망증이 있다면, "맛있다고 한 간장게장 집." 정도 말하면 "아!" 하고 인지한다. 하지만 치매 환자는 힌트를 주어도 식당에 간 기억 자체가 없기 때문에 엉뚱한 소리를 한다.

치매의 진단은 인지 기능 검사, 정신 심리 검사, 혈액 검사, 뇌 MRI, PET-CT 등으로 하며 말기 알츠하이머 치매는 치료가 불가능하다. 치매는 환자 자신뿐만 아니라 주변 가족들에게 엄청난 고통을 안겨 주기 때문에 초기에 진단하여 진행을 최대한 늦추는 것이 현재로서는 최선의 길이다.

현재 사용하는 치매치료약제는 신경전달물질인 아세틸콜린을 분해시키는 효소를 억제시켜 이 성분의 고갈을 막는 약제와 NMDA 길항제가 개발되어 사용되고 있다. 이런 약물들은 뇌 신경세포의 손상을 줄여주어 치매의 진행을 늦출 수 있으며 초기, 중기 치매에서 현재까지 개발된 유일한 치료제로 사용되고 있다. 말기 치매에서 이 약제의 사용과 효능에 대해서는 논란의 여지가 있다.

두 번째로 많은 치매는 혈관성 치매로 뇌졸중으로 뇌 손상이 발생하고 그 결과 인지 기능이 나빠지는 치매로 전체 치매의 15~20% 정도를 차지한다. 서서히 진행되고 예측이 어느 정도 가능한 알츠하이머 치매와는 다르게 뇌혈관 병변이 생길 때마다 계단식으로 나빠지는 경과를 보이면서 진행하는 특징이 있는 치매이다. 치료제는 아직 개발되어 있지 않아 고혈압, 당뇨, 고지혈증과 같은 질환을 철저히 관리하고 금연, 식이조절, 운동 등의 생활요법이 예방에 매우 중요하다. 또한 뇌의 어느 부위에 손상이 왔느냐에 따라 다양한 임상증상이 나타날 수 있다.

치매의 다른 형태로 루이소체 치매가 있는데 루이소체라는 단백질이 뇌에 쌓이면서 발생하고 환시, 망상, 램수면 장애(몽유병 증상), 파킨슨 증상을 보이는 치매로 미국의 명배우 로빈윌리엄스가 사후에 루이소체 치매로 판명되었다고 한다.

마지막으로 전두측두엽 치매가 있는데 전체 치매의 1~2%를 차지하며 성격과 행동의 변화를 주증상으로 하고 다른 치매보다 비교적 젊은 나이에 발생하여 초로기 치매의 주원인이다. 현재까지 별다른 치료제는 없는 상황이다.

위에 언급한 치매들과 달리 치료가 가능한 치매도 있다. 예를 들어 갑상선 기능 저하증, 간, 신장 질환 등으로 2차적으로 생긴 치매는 원인 질환이 치료되면 정상으로 회복이 가능하다. 또한 뇌수두증에 의해 발생되는 치매의 경우 뇌실복강단락술에 의해 뇌척수액의 순환로의 개선이 된다면 치료가 되기도 한다.

치매를 앓고 있는 환자들은 주로 기억력, 언어사용과 판단력 장애 등을 동반하지만 상대적으로 감정을 통제하는 변연계는 정상적으로 유지되는 경우가 많다. 따라서 치매 환자를 돌보는 가족, 의료인과 요양보호사 등은 환자가 감정을 가진 인격체라는 사실을 잊지 말고 존중하는 자세로 따뜻하고 친절한 말과 행동을 하는 것이 매우 중요하다.

치매를 치료하기 위해 많은 노력과 시간이 투자되고 있지만 아직까지 만족할 만한 치료제는 개발되어 있지 않은 게 현실이다. 특히 말기 치매는 사실상 치료제가 없다고 해도 과언이 아니지만 초기에 경도 인지장애가 있다고 의심되면 전문의와 가능한 빨리 상담하여 치료에 임하면 병의 진행을 늦출 수 있다.

규칙적인 운동, 균형잡힌 식사, 꾸준한 두뇌활동과 적극적인 사회활동 등도 치매 치료에 많은 도움이 된다는 결과가 있으니, 가족을 비롯한 주변 사람들은 치매증상이 의심되는 환자를 적극적인 치료 환경에 끌어들이는 노력이 매우 중요하다고 하겠다.